数学ですごい「脳トレ」

今日から直感力、論理力、思考力が鍛えられる!

本丸 諒

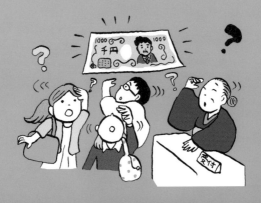

SB Creative

著者プロフィール

本丸 諒（ほんまる・りょう）

横浜市立大学卒業後、出版社に勤務し、サイエンス分野を中心に多数のベストセラー書を企画・編集。独立後、編集工房シラクサを設立。サイエンス書を中心としたフリー編集者としての編集力と、「理系テーマを文系向けに＜超翻訳＞する」サイエンスライターとしてのライティング技術には定評がある。日本数学協会会員。著書（共著を含む）に、『意味がわかる微分・積分』（ベレ出版）、『数と記号のふしぎ』『マンガでわかる幾何』（SBクリエイティブ）、『統計学はじめの一歩』（かんき出版）、『文系のための統計学の教科書』（ソシム）、『すごい！ 磁石』（日本実業出版社）などがある。

本文デザイン・アートディレクション：クニメディア株式会社
本文イラスト：伊藤ハムスター、クニメディア株式会社
校正：曽根信寿

はじめに

　男性にも女性にも「筋トレ」が流行っています。「たるんだお腹の体より、引き締まった体にしたい」。そんな人が増えてきました。

　効率よく筋トレするには「適度な負荷」をかけてあげることが大事です。というのも、軽すぎる負荷では効果が少なく、かといってあまりに強い負荷をかければ、今度は体が壊れてしまうからです。

　私もジムに通っているとき、負荷をかけすぎて内転筋（太ももの内側にある）を痛めたことがあります。

　「脳トレ」も同じです。簡単な問題ばかりやっていても効果は上がらず、難解すぎれば負荷が強すぎ、アタマがパニックを起こします。「なんとか楽しみながら、引き締まった『脳』をもちたい」「どんな場面でもやわらかく対応できる、ま〜るいアタマをもちたい」。

　それなら「脳トレ」はうってつけです。

　この本は、古代の数学者アポロニウスの考えた問題からはじめました。シンプルすぎて、逆に「えっ？」と考

え込むような問題です。数学的な前提知識は何も必要ありませんが、算数・数学のセンスが要求されます。

　角度の問題も用意しました。角度の問題は、柔道に少し似ている気がします。力まかせに投げつけようとしても、うまくいきません。けれども、相手の重心移動を見ながらうまいタイミングで脚を払えば、相手の力を利用して驚くほど軽く投げ飛ばすことができます（私は投げられていた側なので、よくわかります）。

　角度の問題も同じです。「どこに目をつけるか」「どこに着眼するか」がうまくはまれば、スッと解ける。無駄な力は必要ありません。

　算数・数学パズルの中には、一見、意地悪で難しそうなものもあります。それをまともに受け止め、「正面突破」しか考えない人もいますが、ちょっとだけデフォルメしてみると、とたんに目の前が開けてくることがあります。そんな快感を味わえる問題も取りそろえました。

　デフォルメしてシンプルに変える力は、どんな場合にも有効です。本質がわかれば、向こうから答えがやってくるからです。

　虫食い算や魔方陣（魔法陣ではありません、魔方陣です）は、ちょっとやっかいです。一瞬にして答えが出るものではなく、順に推理していく力も要求されるからで

す。忍耐力も必要です。

　ほかにも本書では、確率思考のトレーニングや、論理的に考える訓練、奇問なども用意しました。

　おっと、忘れていました！　中には、数学クイズの好きな人をわざとひっかけるようなクイズも仕込んであります。「あ、これ見たことある！　答えはこれだっ！」と喜ぶと、足をすくわれるかもしれません。ご用心ください。

　アタマがかたい人は最初、きっと融通が利かず、問題をまともに受け止めて苦戦するかもしれません。しかし、トレーニングしているうちに四角四面のカドが取れ、まーるくなること請け合いです。そうなれば、一見、難しそうに見える問題も必ず解けます。

　最後になりましたが、本書について数学的な面から指導・アドバイスしてくださった岡部恒治埼玉大学名誉教授にこの場を借りてお礼を申し上げます。

　また、かわいいイラストを描いてくださった伊藤ハムスターさん、本書を企画し、私を常に叱咤激励してくれたビジュアル書籍編集部の石井顕一さんにお礼を申し上げます。

　　　2021年1月　コロナ退散を願って　本丸 諒

CONTENTS

数学ですごい「脳トレ」

今日から直感力、論理力、思考力が鍛えられる!

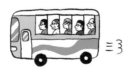
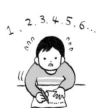

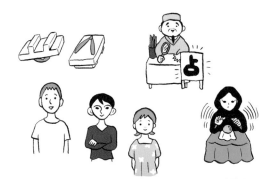

CONTENTS

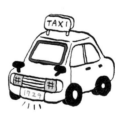

第 1 章

「円」と「直線」の
シンプルクイズ

地アタマ力を
激しく刺激する

シンプルだからこそ、地アタマ力が試される！

「幾何のクイズを出すぞ！」というと、多くの人は「角度や面積の問題かな」と考えてしまいます。これらの問題を解くには、たとえ「クイズ、パズル」といっても、錯角、同位角、対頂角といった、角度についての最低限の知識が必要です。

けれども、もっともっとシンプルで、数学的知識は何も要求されないけれど、その分、かえってアタマを使い、考えさせるジャンルがあります。

それが、曲線や直線だけでできている問題です。

次の問題を見てもわかるように、解くための前提知識はゼロ。「三角形の内角の和は180°」といったことさえ知らなくていい。

けれども、その分、数学センス、真の地アタマ力が問われます。ふだんは「数学に強い」といわれている人であっても、ホントはかたくとんがったアタマかも。それでは、解決の糸口が見いだせないかもしれません……。

でも、「ああかな、こうかな……」と試行錯誤していく間に、とんがっていたアタマも揉みほぐされ、柔らかくなっていくのです。

テレビで紹介されていた有名受験校でも、授業中にこの章で取り扱ったような問題をやらせ、ワイワイガヤガヤとみんなで知恵を絞り合っている姿を見かけたことがあります。じわーっというホンモノの力は、そんなシンプルな問題を解くことから生まれるようです。

Q 問題1

　次のような3つの円、A、B、Cがあります。これら3つの円のすべてに接する円をすべて描いてください。なお、全部で8つあります。

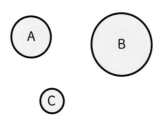

ヒント

　現在は失われてしまったアポロニウス（紀元前262年ごろ～紀元前190年ごろ）の著作『接触』で有名な問題です。下図のような、3つの円が「内側で接する円」「外側で接する円」の2つに加えて、あと6つあります。

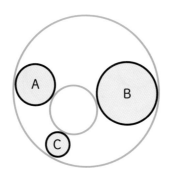

Ⓐ 問題1　答え　次の通り

　3つの円が内側で接する円、外側で接する円が前ページの図です。これ以外に考えられるのは……。

① 1つの円が外側で接し、他の2円が内側で接する

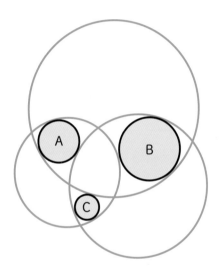

② 2つの円が外側で接し、他の1円が内側で接する

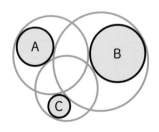

　これで、前ページの2円と合わせて8つの円を描けました。

Q 問題2

　円が2つ、直線が1本引かれています。これらすべてに接するような円をすべて描いてください。前問と同様、全部で8つあります。なお、直線Cは左右にどこまでも伸びています。

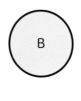

直線 C

ヒント

　前問より少し難しくなりました。2つは下の通りです。残りは6つ。「大きな視点」が必要です。

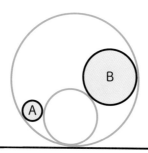

直線 C

次の通り

　まずは、円Aに内側、円Bに外側で接する円を描けます。逆に、円Aに外側、円Bに内側で接する円も描けます。前ページの2つと合わせ、これで4つ。

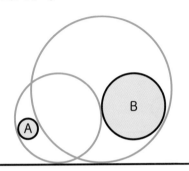

直線C

　次は、巨大な円です。下のような4つの円を描けます。とくに円Aと上で、円Bと下で接する円は、ほとんど直線（直線は曲線の一種）ともいえます。はるか先で直線Cと接します。「大きな視点」が必要なのです。

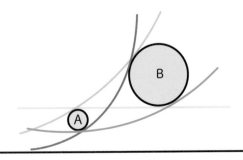

直線C

Q 問題3

3本のどこまでも伸びる直線があります。これらすべてに接するような円をすべて描いてください。全部で4つあります。

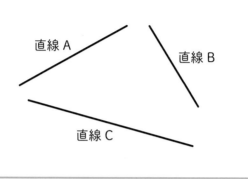

ヒント

1つだけ、下に答えを描いておきましたが、この絵を見ているだけでは他の3つの答えが見つからないかもしれません。これも「大きな視点」で見ると、案外簡単です。

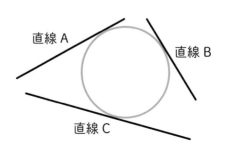

Ⓐ 問題3 答え 次の通り

　問題に描かれた図ばかり見ていると、内側にしか描けないように見えますが、視点を変え、もっと遠くからこの3つの直線を見つめると、簡単です。

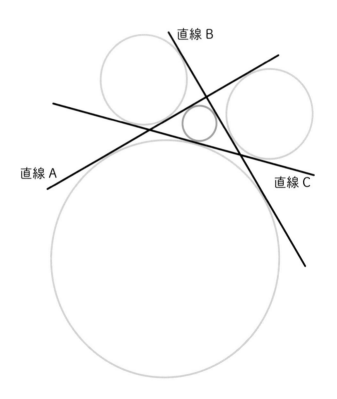

Q 問題4

　直線上のA点からB点までの間に、半円がいくつかあります。上の大きな半円（グレー）の円弧の長さと、下の7つの小さな半円（ブルー）の長さとを比べたとき、どちらの円弧のほうが長いでしょうか。

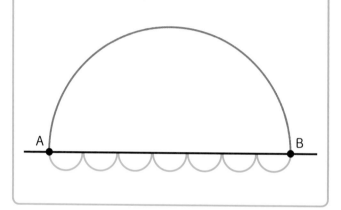

ヒント

小円の半径を「1」と考えてみましょう。

Ⓐ 問題4　答え　同じ

　半径rの円があるとき、その円周の長さは2πrです（πは円周率）。そこで、下の小円1つの半径を「1」とすると、その円弧（ただし半円）の長さは、(2π×1)÷2＝π です。よって、小円は7個あるので、π×7＝7π。これが小円の円周（半円7個分）です。

　一方、大円の半径は7です。なぜなら、「半径1の小円が7つ」あるから。よって、大円の円周の半分は、(2π×7)÷2＝7π。これが大円の円周（半円）です。

　よって、どちらも7πなので「同じ」といえます。

　これは、下のような場合でも同じです。

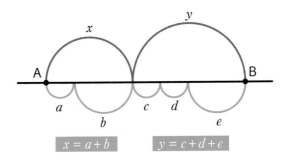

$x = a + b$　　$y = c + d + e$

　どの円（半円）も、直線AB上に直径があり、その直径の和は、上の大きな円の場合も、下の小円の集まりの場合も等しくなります。直径が等しいので、円弧も等しいといえます。

Q 問題5

　図のように直線状のデコボコした外壁があります。全体の長さは、縦幅が32m、横幅が50mとわかっています。デコボコはそれぞれ90度で曲がっていることもわかっています。

　この外壁の総延長を知りたいのですが、残念なことに、それぞれ窪んだところ、出っ張ったところの長さは、下のように2か所（20m、15m）しかわかっていません。

　このデータだけで、外壁の長さ（総延長）を計算してください。

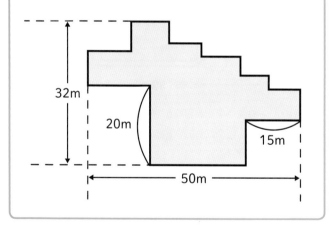

凹凸に惑わされないように。

　細かい部分の長さが20m、15mしかわからないのでお手上げ……。実は、この20m、15mというのが、アタマを撹乱させる「必要のない情報」なのです。ですから無視します。

　まず、下のように、図形の途中で凸の部分を考えてみます。

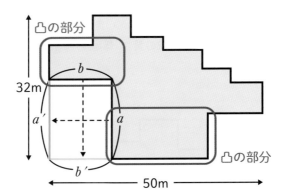

　外壁の左下の長さをそれぞれa、bとすると、それを対辺まで移動させても同じです。つまり、下のようになります。下の図形は、問題文の図形とは、形こそ変わりましたが、周囲の長さは変わりません。

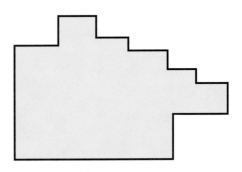

　次は、a、bと同じように、他の凸の場所を次々に補修してい
きます。

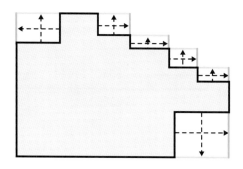

　このようにきれいにしていくと、次のようになります。長さは
依然として変わっていません。

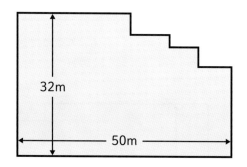

　あれ、凸を直しても、まだまだ凸部分が残っています。でも、
残っている凸の箇所も、いまと同様に修正していけばいいのです
（長さは変わらないから）。続けてやってみましょう。

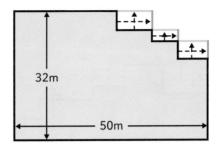

さらに続けます。

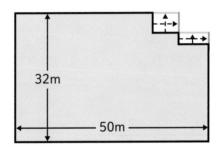

そして、これが最後です。これから、外壁の長さは $(32 + 50)$ $\times 2 = 164$m とわかります。

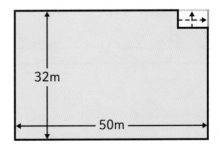

Q 問題6

　前問と同様、直線状の外壁があります。その長さ（総延長）を求めてください。なお、マス目の1辺は1mとします。

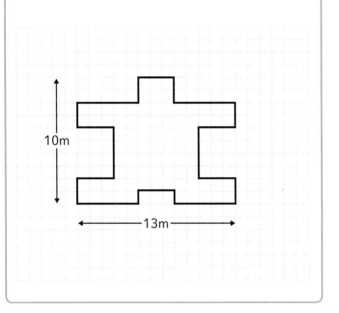

10m

13m

ヒント

凹んだ部分の処理がポイントです。

　前問と同じであれば、(10 + 13) × 2 = 46mですが、どうでしょうか。まず、次の凸の部分はポコン、ポコンとかたちを直せます。長さは変わりません。

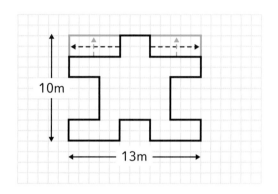

　下のようなかたちになりました。ここで、凸ではなく、凹の部分ができました。これって、どうすればいいでしょうか。

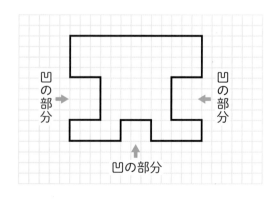

　ここで、凹んでいる部分をグイッと外へ引き出します。長さは変わりませんよね。この段階で、10m×13mだったのが、12m×19mに拡大されてしまいました。

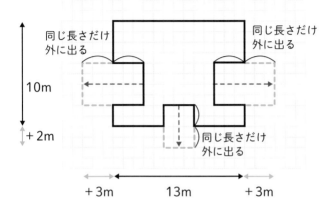

　上で凹んだ部分を直したら、また凸の部分が出てきたので、ポコン、ポコンの作業ができます。

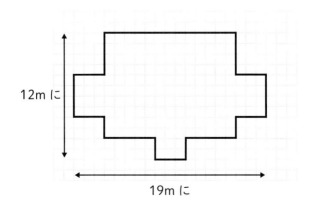

では、凸になったので、ポコン、ポコンしてみます。

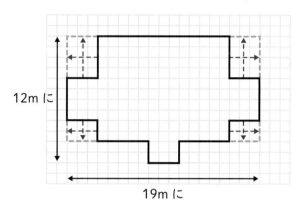

12m に

19m に

　最後に、もう1つ凸の部分を直すと、12m × 19m の長方形になりました。よって、(12 + 19) × 2 = 62m (答え)

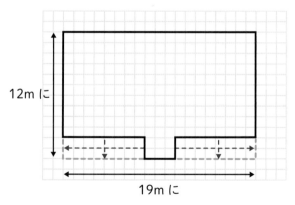

12m に

19m に

　結局、凸の部分ではポコン、ポコンと直すと長方形の大きさは変わらず、凹の部分を直すと凹んだ分だけ外に飛び出してくるので、長方形全体が大きくなり、外壁の総延長も変わります。そのことに気づけば大丈夫です。

第 2 章

「角度」にチャレンジ!
着眼力の鋭さを高める

見えないものを見切る「着眼力」を養う

　それまで苦しみ、「闇の中」で1人もがいていた問題が、たった1本の補助線を引くことで一気に解決する。そんな快感を味わえるのが中学の幾何（図形）、中でも「角度」の問題ではなかったでしょうか。その瞬間の喜びを味わいたくて、また挑戦する。解けて、また挑戦する。

　そんな幾何の問題を数多く解くことで養われるのが「着眼力」——だから、着眼力は決して天賦の才能ではありません。大事なことを見逃していないか、もう一度、問題文に戻って条件を見直してみよう……。

　補助線はデタラメに引いても意味がありません。問題とじっくり取り組み、考えに考え抜き、その結果、経験を積み重ねるごとに、適切な箇所を選ぶ勘が磨かれ、「補助線」を難なく引くことができるようになります。

　着眼力は「急所を見抜く力」ですから、無駄な力、よけいな時間をかけず、ツボを押さえて迅速に処理することができます。その意味では、仕事にも活かせますが、いまは「仕事に使える能力を……」などとよけいなことは考えず、バラエティに富んだ角度の問題に一心に取り組んでみてくだい。

　決して難度は高くありませんが、中学幾何から離れていた人にとっては、相当なアタマの刺激になるはずです。

Q 問題7

次の星型（五稜星）の x は何度ですか？

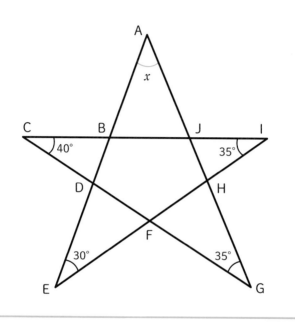

 ヒント

「三角形の外角は、隣り合わない2つの内角の和」を使います。

40°

　星型の図形を五稜星(五光星)と呼び、そのうちすべての角が等しいものを五芒星と呼びます。五芒星には魔力があるとされ、陰陽師の安倍晴明も五芒星を紋章として用いていました。

　さて、角度xを求めるには、下図の他の2角①、②に目をつけます。①が三角形BEIの外角、②が三角形JCGの外角になっていることに気づけば、「三角形の外角は、その外角と隣り合わない内角の和に等しい」ことから解くことができます。

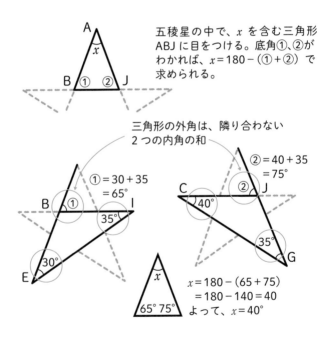

五稜星の中で、x を含む三角形
ABJ に目をつける。底角①、②が
わかれば、x＝180−(①＋②) で
求められる。

三角形の外角は、隣り合わない
2 つの内角の和

①＝30＋35
＝65°

②＝40＋35
＝75°

x＝180−(65＋75)
＝180−140＝40
よって、x＝40°

　なお、星型の五稜星の頂角の和が180°であることを知っておくと、180−(40＋30＋35＋35)＝40°で速算できます。

Q 問題8

次の角度xを求めてください。O（オー）は円の中心を表しています。また、中心角は円周角の2倍です。

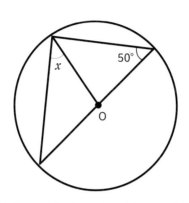

Q 問題9

次の角度xを求めてください。

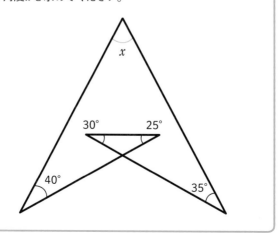

Ⓐ 問題8　答え　40°

　目が下図の「弧BC」にいきがちですが、「弧AB」に目をつけると、∠ACBが円周角、∠AOBが中心角とわかります。

　「同じ弧の上に立つ中心角は、円周角の2倍」です。また、AO、BOは円の半径で等しいので、三角形AOBは二等辺三角形。これから$x = 40°$とわかります。

∠AOBは、弧ABの中心角なので、
∠AOB＝50×2＝100°
三角形AOBは二等辺三角形なので、x＝(180−100)÷2＝40°

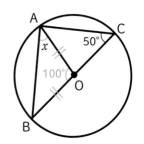

Ⓐ 問題9　答え　50°

　一見すると複雑そうですが、下図のように三角形ABCをつくり、三角形CDEと比較するとカンタン。ABとDEが平行である必要はありません。

　∠ACBと∠ECDは対頂角で等しいので、残りの2角の和は等しくなります。よって、○ + ◎ ＝ 55°

　よって、$x = 180 − (40 + 35 + 30 + 25) = 50°$

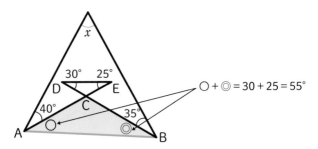

○ + ◎ = 30 + 25 = 55°

　別の方法もあります。まず、DEに平行な直線 ℓ を図のように引きます。そして、BDをDの方向に延ばし、直線 ℓ との交点をFとします。同様に、AEをEの方向に延ばし、直線 ℓ との交点をGとします。

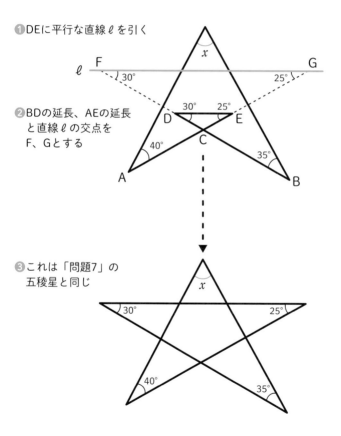

❶DEに平行な直線 ℓ を引く

❷BDの延長、AEの延長と直線 ℓ の交点をF、Gとする

❸これは「問題7」の五稜星と同じ

すると、DEと直線ℓは平行なので、

　　　　∠F = 30°　　　　∠G = 25°

となります。それが前ページの下図です。これは見覚えのある星型ですね。そうです、「問題7」の五稜星です。五稜星の頂角の和は、問題7より、180°でした。

　すると、

　　　180 − (30 + 40 + 35 + 25)

　　　　　= 180 − 130 = 50°

と求められます。

　平行線をたった1本引くことで、中にあった2つの角を外に引っ張り出すことができ、シンプルで見通しのよい形に変えることができたのです。

Q 問題10

　折り紙（正方形）を2つに折り、その折れた中心線に重なるように、折り紙の左端を図のように折ってみました。このときにできる角度 x を求めてください。

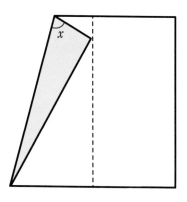

ヒント

「反対側」も折ってみましょう。

　このままの図では、なかなかアイデアが湧いてきません。そこで、逆のほうも同様に折ってみましょう。すると、下図のようになります。

　ここで、真ん中にできた△FCDは正三角形です。なぜなら、それぞれの辺は、すべて正方形の1辺（＝a）だからです。

　そして、△ACEと△FCEとは、折る前と折った後のものですから等しく、よって、∠ACE＝∠FCEとなります。

　また、∠C＝90°、∠FCD＝60°ですから、

　　∠ACE＝∠FCE＝（90°－60°）÷2＝15°

　そして∠EFC＝90°なので、x＝180－90－15＝75°

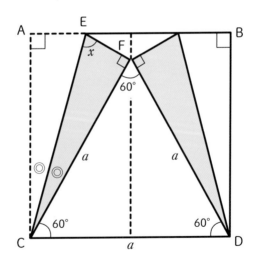

Q 問題11

正方形の1辺を底辺とする正三角形を次のように描いたとき、角 x を求めてください。

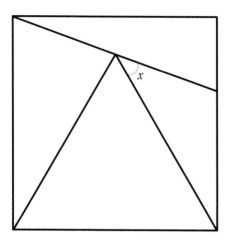

 ヒント

正三角形の左の三角形に注目です。

　正三角形の左横の三角形が二等辺三角形であることに気づくと、あとは簡単です。$x = 180 - (75 + 60) = 45°$ です。

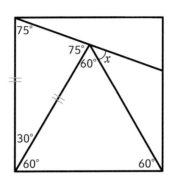

---

column　三大問題が解ける?

　古代ギリシャの時代から、定規とコンパスだけでは作図不可能な問題として提起されてきたのが「三大問題」です。その1つが「角の三等分」です。いま、Aくんが「定規とコンパスだけで、直角を3等分できる」と断言しました。これは本当でしょうか?

　答えは、もちろん「できない」……ではなく「できる」です。不可能だといっているのは、「任意の角の3等分」であって、直角であれば誰でも簡単に作図できます。任意の角の3等分が不可能なことを1837年に証明したのは、フランスの数学者ピエール・ヴァンツェル(1814~1848年)です。

Q 問題12

角 a から角 f までの6つの角の和を求めてください。

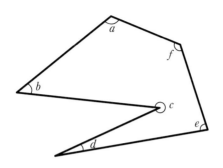

Q 問題13

角 a から角 f までの6つの角の和を求めてください。

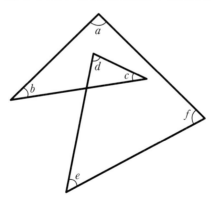

ヒント

鉛筆をくるっと回すと簡単です。

🔖 解説

　ここでは「鉛筆まわし法」を使って角度を求めることにします。鉛筆まわし法は、埼玉大学の岡部恒治名誉教授が力を入れ、中学の教科書にも採用されている方法です。三角形や四角形の例で見てみましょう。

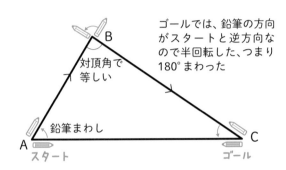

　上図で、Aからスタートしたとき、鉛筆のお尻をAに置き、角Aに沿って鉛筆のアタマをくるっとまわします。そのままBに向かい、Bの角度を見ます。このとき、鉛筆のお尻をつけますので、三角形の外側で測ることになりますが、角Bと「対頂角」で等しいことになります。そのまま、鉛筆としては後ろ向きでCに向かいます。

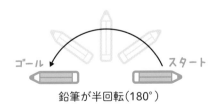

鉛筆が半回転(180°)

　鉛筆のお尻をCにつけ、くるっと回転させます。これでゴール
です。このとき、鉛筆はスタート時の向きと比べると、正反対に
なっています。つまり、「鉛筆が半回転した」ということなので、
180°を表しています。

　たしかに、三角形の内角の和は180°でした。鉛筆まわし法が合っ
ていることを確かめられました。

　念のため、四角形の内角の和についても、この鉛筆まわし法で
調べてみましょう。下図において、やはり角Aからスタートさせ
ます。鉛筆のお尻を角Aにつけ、くるっとまわして、次に角B、
角C、角Dに向かいます。ここで、鉛筆のお尻をくっつけるには
角Bの外角を測ることになりますが、これは対頂角で等しいこと
がわかります。

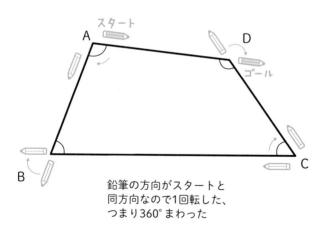

鉛筆の方向がスタートと
同方向なので1回転した、
つまり360°まわった

角Bを終えた段階で、角Aのスタート時に比べ、鉛筆の向きがほぼ逆、つまり半回転したことがわかります。

　そのまま角Cに向かいます。角Cに鉛筆のお尻をつけ、くるっと回転させ、ゴールの角Dに向かいます。角Dでも外角を測る（対頂角で等しい）ことになります。

　これで終了ですが、鉛筆の向きはどうなっているでしょうか。角Aでスタートするときと同じ方向を向いているので、この鉛筆は1回転した、つまり360°回ったことがわかります。よって、四角形の内角の和は360°です。

　では、この鉛筆まわし法で、問題①、問題②を解いてみましょう。

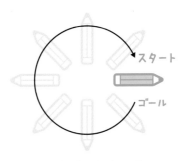

鉛筆が1回転（360°）

Ⓐ 問題12 答え　720°

　角*a*からスタートさせ、ゴールの角*f*では、鉛筆の向きが同じなので合計2回転したことになり、360°×2＝720°です。

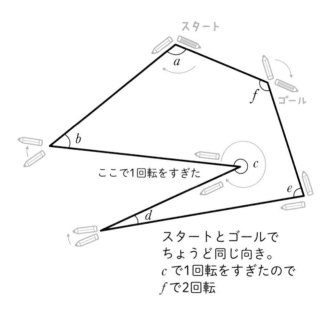

スタート

a

f

ゴール

b

ここで1回転をすぎた

c

e

d

スタートとゴールで
ちょうど同じ向き。
*c*で1回転をすぎたので
*f*で2回転

　360°

　角aからスタートし、ゴールの角fでは1回転しています。よって、360°です。

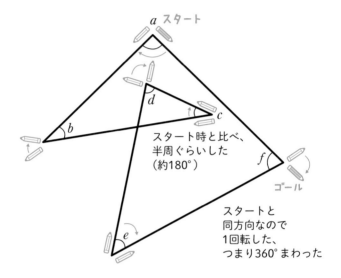

a スタート

d

b

c

スタート時と比べ、
半周ぐらいした
（約180°）

f

ゴール

e

スタートと
同方向なので
1回転した、
つまり360°まわった

Q 問題14

　次の図は、長方形に正三角形を重ねたものです。角度xを求めてください。

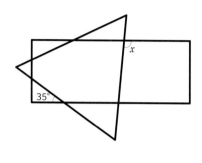

ヒント

対頂角、錯角を利用することを考えます。

Ⓐ **問題14　答え**　95°

　下のように、長方形を ABCD、正三角形を XYZ とします。それぞれ直角、60°とわかっている角度を入れていきます。

　それ以外に唯一わかっているのは、正三角形と長方形とが35°で交差していること。そこで∠YEF は対頂角で等しく35°です。

　すると、△EFY の残りの∠EFY は180° −（35° + 60°）= 85° です。これより、∠EFZ = 180° − 85° = 95° となり、求める x は「錯角」で等しいので、$x = 95$° です。

　別解としては、∠XEF = 180° − 35° = 145° で、四角形XEFZの内角の和は360°ですから、

∠EFZ = 360° −（60° + 60° + 145°）= 360° − 265° = 95° です。

∠EFZは x の錯角なので等しい。よって、$x = 95$° です。

　こちらのほうが早かったようです。

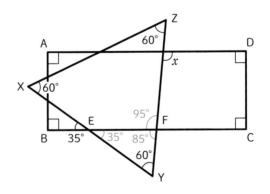

第 3 章

「図形」のま〜るいクイズ
とんがりアタマでは解けないかも

デフォルメし、元を変える発想

　気まじめな人は、問題を真正面から捉えようとします。たとえば、ゴツゴツと組み上げられた立体物の表面積を求めるのは至難の業です。それでも、まじめにコツコツ……。でも、上、横、正面などから光を当てて「影」をつくれば、簡単に求められることもあります。

　いびつな図形の面積を求めるときは、正攻法の考えだと、「積分で解くしかない」と思い込んだりしますが、何のことはない、ちょっと見方を変えれば、小学生にも解ける問題に早変わり！

　難しい問題をやさしくする方法の1つが、「形を変えてやる（シンプルに）」ことです。「デフォルメ」といっても、いいかもしれません。かたくてまじめなアタマだと、「そんな解き方は許されん！」と思うかもしれませんが、目の前の問題をやさしく解きほぐす能力は、仕事にも、日常生活にも応用が利き、生活を楽しめるアイテムです。

　この章では、主に幾何の面積を考えるとき、視点を変えることで簡単になるものを選んでみました。楽しみながらチャレンジしてみてください。

Q 問題15

　ブルーで塗られた部分の面積を求めてください。ただし、円周率は3.14とします。

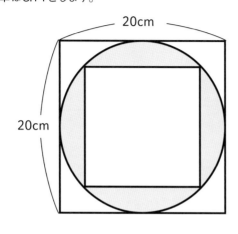

Q 問題16

ブルーで塗られた長方形の面積xを求めてください。

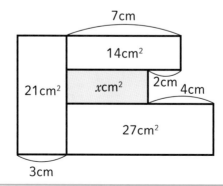

　114cm²

外側の正方形が1辺20cmなので、それに内接する円の半径は10cm。そこで、円に内接する正方形を図のように対角線で切ると、三角形ABCの高さhも10cm。そして、三角形ABCの底辺BC＝20cm

　　よって、三角形ABCの面積＝$10 \times 20 \div 2 = 100$cm²

　　内側の正方形の面積は、三角形ABCの2倍だから200cm²

　　円の面積＝$10 \times 10 \times 3.14 = 314$cm²

　　ブルーで塗られた部分の面積は、

「円の面積」−「内側の正方形の面積」

なので、$314 - 200 = 114$cm²

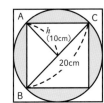

Ⓐ問題16　答え　10cm²

色のついた面積は、縦も横も長さが不明ですが、横の長さは、上の長方形の横の長さ7cmより2cm短いので、

　　$7 - 2 = 5$cm　　……①

あとは縦の長さです。まず、上の長方形の縦の長さは、

　　$14 \div 7 = 2$cm

そして、下の長方形の横の長さは、

　　$7 - 2 + 4 = 9$cm

なので、縦の長さは、$27 \div 9 = 3$cm です。

　　左の縦長の長方形の縦の長さは、

$21 \div 3 = 7$cmなので、

求める長方形の縦の長さは、

　　$7 - 2 - 3 = 2$cm　　……②

　　①と②から、求める面積は、

$5 \times 2 = 10$cm²

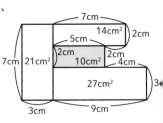

Q 問題17

　同じ正方形の折り紙が2枚重なっています。この重なった部分の面積を求めてください。

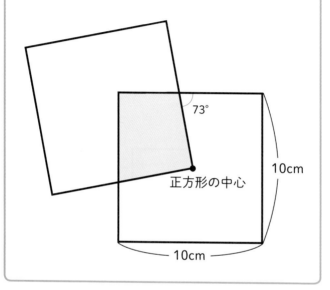

ヒント

73°で悩む人は、とんがりアタマです。ま〜るく考えましょう。

　これが60°とか30°だと、うまく解けそうに思いますが、73°では、どう見ても解けません。そこで、もっとシンプルに考え直しましょう。

　着眼するポイントは73°ではありません。2つの正方形の重なりは、1つの正方形の中心ともう1つの正方形の頂点が重なってできていることです。だったらこの点を中心にして、簡単に計算できる角度まで回転させればよいのです。

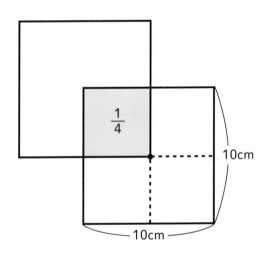

　こうなると、重なり部分は正方形の $\frac{1}{4}$ ですから、

$$10 \times 10 \times \frac{1}{4} = 25\text{cm}^2$$

が答えです。

　中には、「73°」にこだわり、前ページの「簡単な角度まで回転し直せばよい」ということに、納得がいかない人もいるかもしれません。

　だったら、次のようにすればどうでしょうか。

　まず、下図で三角形ABOと三角形CDOを比べると、まったく同じ三角形です（合同）。なぜなら、∠BAOは73°で、同じ位置にある∠DCOも73°だからです。そして、∠ABO＝∠CDO＝90°です。ということは、残る角度も、∠DOC＝∠BOAといえます。

　そして、BOとDOはともに正方形の1辺の半分ですから、BO＝DOとなり、この2つの三角形は合同です。

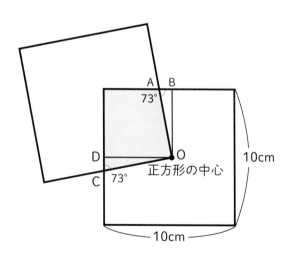

　ということは、73°といういびつな角度でアタマを悩ませている三角形ABOのところに、三角形CDOを持っていけば、見事に正方形ができるのです。

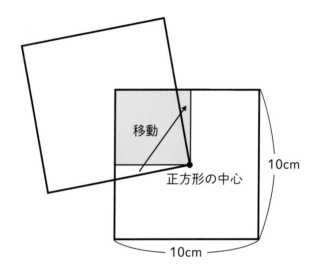

移動

正方形の中心

10cm

10cm

　これは、最初の「簡単な角度まで回転し直せばよい」とした形
と同じです。

　つまり、2つの正方形（折り紙）が中心で重なっている以上、
73°であろうが60°であろうが37°であろうが関係なく、重なり部
分はすべて $\frac{1}{4}$ の正方形と同じ面積となるわけです。

　73°にこだわる「とんがりアタマ」を捨て、できるだけま〜るい気
持ちで接すると、問題を少しデフォルメでき、簡単になることも
ある、という例です。

Q 問題18

2つの円が、互いの中心で重なっています。小さな円の円周と接するように引いた直線の長さは20cmでした。このとき、大きな円から小さな円を引いた面積（ブルーの面積）を考えてください。ただし、円周率は π とします。

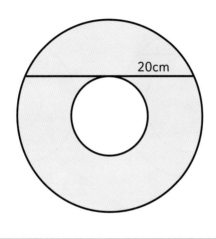

ヒント

このまま考えていても情報が少なすぎて、とうてい答えは出てきません。少しデフォルメして考えると速いです！

　内円、外円の半径などが何も書かれていないので困るかもしれませんが、逆に、「どんな内円・外円でもよい」ということだと考えればどうでしょうか。

　そこで、次のようにデフォルメして考えてみます。

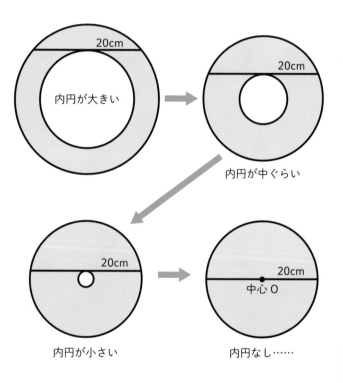

すると、「内円なし」と考えれば、20cmは直径になるので、半径は10cmです。よって、面積は、

$$10 \times 10 \times \pi = 100 \, \pi \, (cm^2)$$

　しかし、この解き方にも、前問同様、「待った！　そんなデフォルメしていいのか？」と疑義が挟まれそうです。

　では、まず具体的な数字で確かめてみましょう。たとえば、半径10cmの内円の上部に、問題のように20cmの線分が接するような外円があるとします。

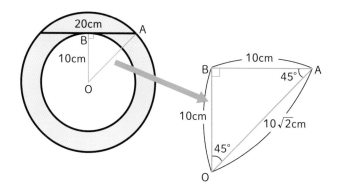

　すると、三角形OABは直角二等辺三角形になり、ピタゴラスの定理から（あるいは1：1：$\sqrt{2}$ の関係から）、外円の半径OAは 10 $\sqrt{2}$ となります。このことから、

　　外円の面積＝$\left(10\sqrt{2} \right)^2 \pi = 200\pi$

　そして、内円は半径が10cmなので、

　　内円の面積＝$10^2 \pi = 100\pi$

　よって、ブルーの面積は、

　　外円の面積－内円の面積＝$200\pi - 100\pi = 100\pi$

で、結果は同じになりました。

もちろん、半径が10cmのときだけ成り立つ、とも考えられます。今度は、半径$x$cmの内円に接しているとします。

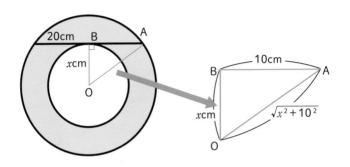

　すると、図から外円の半径は$\sqrt{x^2 + 10^2}$となるので、
　　外円の面積 $= \left(\sqrt{x^2 + 10^2} \right)^2 \pi$
　　　　　　　 $= (x^2 + 10^2)\, \pi$
　そして、内円の半径はxなので、
　　内円の面積 $= x^2 \pi$
　これより、
　　外円の面積 $-$ 内円の面積
　$= (x^2 + 10^2)\, \pi - x^2 \pi$
　$= 10^2 \pi = 100\, \pi$
　こうして、面積は内円の大きさに関係なく、$100\, \pi$（cm^2）になることがわかりました。

Q 問題19

　次の図は、1辺が1cmの小さな箱をたくさん並べてできた
ものです。この多数の小さな箱の面積を求めてください。こ
れは、ある私立中学の入試問題です。

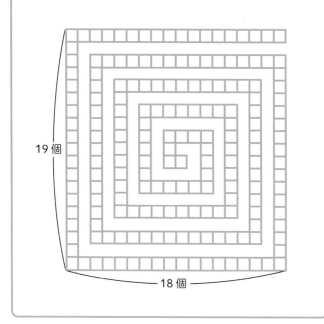

19個

18個

ヒント

1個ずつ数えていたら大変です。「規則性」を探しましょう。

(A) 問題19　答え　189cm²

　　いちばん外側は19個、18個とわかっていますが、その内側、さらにその内側はどうなっているのでしょうか。

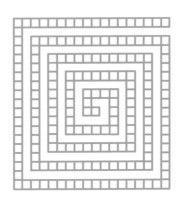

　　とぐろの内側から順に見ていくと、次ページのように2、2、3、4、5、6、7、……17、18、19個と続きそうに見えます。しかし、ここで注意しなくてはいけないのは、「最後は19ではない」ことです。これが1つの「落とし穴」です。

　　ということで、最後は2個少ないので17

　　よって、この総和を計算すると、

　　2 + 2 + 3 + 4 + 5 + …… + 17 + 18 + 17 = 189cm²

となり、答えは189cm²です。

　　ただ、最初が2 + 2で、最後も17 + 18 + 17と、スマートではありません。そこで、最初を1ではじめると、

　　1、2、3、4、5、6、7、8、9、……。最後は15、16、17、18、

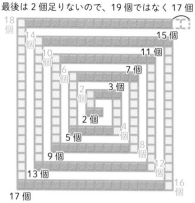

最後は2個足りないので、19個ではなく17個

18 のように18が続きますが、こちらのほうが、形がきれいになりました。

$$1 + 2 + 3 + 4 + 5 + \cdots\cdots + 17 + 18 + 18 = 189 \text{cm}^2$$

となり、答えは同じく189cm²です。

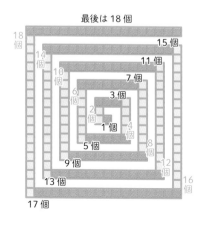

最後は18個

ただし、この計算も一工夫したいものです。最後の18だけ除いて、（1 + 2 + 3 + …… + 16 + 17 + 18）+ 18として、いったん、18を外しておきます。

　カッコの中の集まりをもう1つもってくると、下の図のように足すことができます。これは、2つの三角形で長方形をつくった形になるので、1つの面積（個数）は、

（18 × 19）÷ 2 = 171

　この171に、先ほど外しておいた18を加えると、171 + 18 = 189cm^{2}となります。計算もかなりラクに、そしてスマートになりました。

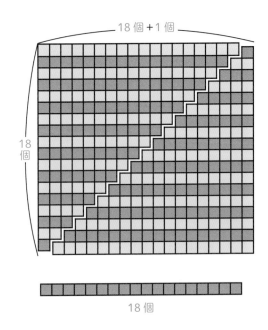

Q 問題20

　3つの辺AB、BC、CAを直径とする半円を描いたとき、ブルーで塗られた2つの三日月の面積を求めてください。なお、円の面積は「半径×半径×円周率」で、円周率は π で計算してください（つまり半径＝r であれば、πr^2）。

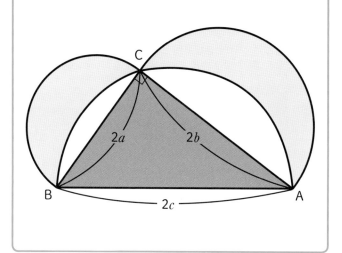

ヒント

　このブルーの三日月は「ヒポクラテスの三日月」と呼ばれています。重なりをうまく活用してみると、意外に簡単に解けます。

　いきなり2つの三日月の面積を直接求めるのは難しそうなので、他の図形といっしょに見てみると、次のような関係にあることがわかります。

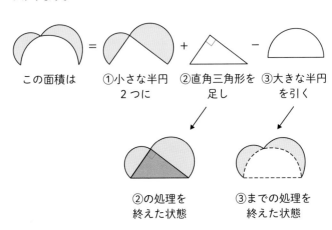

この面積は　①小さな半円　②直角三角形を　③大きな半円
　　　　　　　　2つに　　　　足し　　　　を引く

②の処理を　　　　③までの処理を
終えた状態　　　　終えた状態

①小さな半円2つの面積は、$\dfrac{\pi a^2}{2} + \dfrac{\pi b^2}{2}$

②直角三角形の面積は、$2a \times 2b \div 2 = 2ab$

③大きな半円の面積は、$\dfrac{\pi c^2}{2}$

　よって、① + ② － ③ $= \dfrac{\pi a^2}{2} + \dfrac{\pi b^2}{2} + 2ab - \dfrac{\pi c^2}{2}$

$$= \dfrac{\pi}{2}(a^2 + b^2 - c^2) + 2ab$$

　ところで、$a^2 + b^2 = c^2$ だから、$a^2 + b^2 - c^2 = 0$ なので、これを（　）に代入すると、① + ② － ③ $= 2ab$ となる。

これが答えです。グレーの直角三角形の面積と同じですね。

Q 問題21

　サイコロの立方体（1辺1cm）を多数集め、下のように10段に積み上げました。

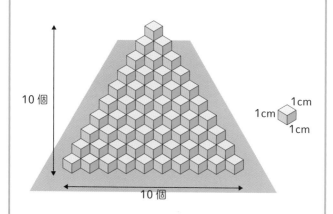

10個

10個

1cm
1cm
1cm

　外側から見える表面積の和（後ろも含む）はいくつになりますか。ただし、底面の面積は数えないものとします。

ヒント

この種の問題は難関私立中学の入試にも出されています。

　10段ぐらいであれば数えようという気にもなりますが、もし、問題が「100段」となっていたら、もはや数える気力はなくなります。そこで、もっと簡単な方法を考えてみます。

　下のように図を分解すると、次のことがわかります。

①表面積は、5面から数える必要がある

②5面とも「同じ形」をしている（上から見た図だけ形が違うが、45°回転させると同じ）

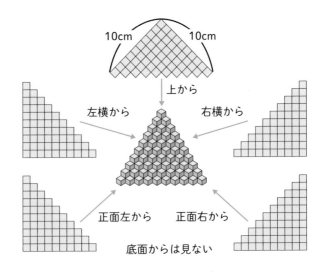

「5面とも同じ形」ということは、1つの面だけ面積を計算して、あとは5倍すればよいということです。

　2通りの方法で考えてみることにします。最初は「二等辺の直角三角形」に似ているので、三角形で考えてみます。

（1）三角形にして考える

　斜めに切ってみると、次のような 2 つに分けられます。

①大きい直角二等辺三角形

②多数の小さな直角二等辺三角形

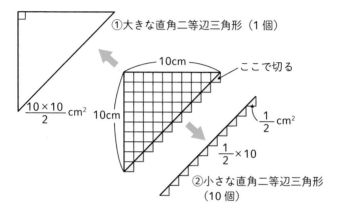

①大きな直角二等辺三角形（1 個）

$\dfrac{10 \times 10}{2}$ cm²

10cm

10cm

ここで切る

$\dfrac{1}{2}$ cm²

$\dfrac{1}{2} \times 10$

②小さな直角二等辺三角形
（10 個）

　大きな三角形は、1 辺が 10cm なので、

$$(10 \times 10) \div 2 = \dfrac{10 \times 10}{2} \text{ cm}^2 = 50\text{cm}^2$$

　小さな三角形は 1 つで $\dfrac{1}{2}$ cm²、全部で 10 個あるので、

$$10 \times (1 \times 1 \div 2) = 10 \times \dfrac{1}{2} = \dfrac{10}{2} \text{ cm}^2 = 5\text{cm}^2$$

　この 2 つを合わせると、

$$50 + 5 = 55\text{cm}^2 \quad \cdots\cdots (1)$$

　これを 5 倍すればいいので、

$$55 \times 5 = 275\text{cm}^2 \quad \cdots\cdots 答え$$

さて、もう1つの解法は、ガウスが「1から100までの和」を瞬時に計算したといわれる方法です。

三角形のときのように切るのではなく、逆に2つを合体させて計算します。すると、下図のようになります（62ページ参照）。

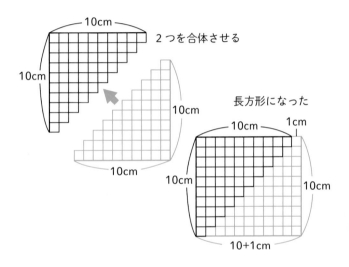

正方形になった……、いやこれは正方形ではありません。よく見ると、縦は10のままですが、横は10ではなく10＋1です。つまり、長方形です。よって、

$$10 \times (10 + 1) \div 2 = \frac{10\,(10+1)}{2} = 55$$

以下、5倍して $55 \times 5 = 275\text{cm}^2$ となるのは同じです。

Q 問題22

　ブルーの物体を右に4cm押し出したときにできる「グレーの部分の面積」を求めてください。

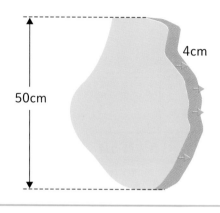

50cm

4cm

ヒント

　右に移動した複雑な面積を、そのまま求めようとするのは無謀です。

わかりやすくするために、左側を長方形っぽくします。

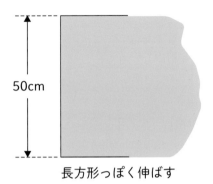

50cm

長方形っぽく伸ばす

そして、これを右側に4cmだけ押し出した、と考えます。左端の動いた面積と、右側に押し出された面積は等しいから、50cm × 4cm = 200cm²が答え。

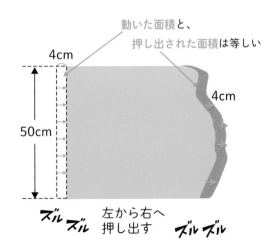

動いた面積と、

押し出された面積は等しい

4cm

4cm

50cm

ズルズル　左から右へ　ズルズル
　　　　　押し出す

　これは、下の図形を使った問題でよく知られるようになりました。

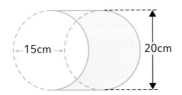

　これは直径20cm（半径10cm）の円を右に15cm動かしたものです。そのとき、ズレたブルーの部分の面積を求める問題ですが、ここでアタマを悩ますのは、以下の「上下の部分」でしょう。

　これを求めるのは正直、至難の業です。
　そこでデフォルメしてしまいます。
　目が曇ってしまう原因は、左側の形にあると見るのです。そこで、円ではなく、下のような図を考えてみます。左側は長方形になっています。

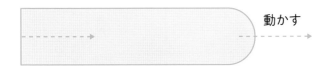

動かす

　この物体を右に動かすと、どうなるでしょうか。それを見たのが次の図です。

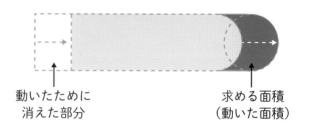

動いたために
消えた部分

求める面積
（動いた面積）

　右に動いた部分だけ、左は消えます。ということは、「右の複雑な面積＝左側の長方形の面積」ということです。ポイントは「新たに生まれた分だけ、消えた分がある」こと。次のようなフニャフニャ図形でも同じことです。

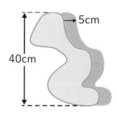

5cm

40cm

長方形にするとイメージしやすいですね。

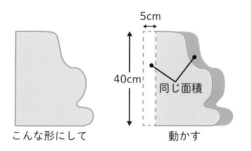

5cm

40cm

同じ面積

こんな形にして

動かす

Q 問題23

　小さな正方形を集めて下図のような十字形をつくっています。その対角線の長さは50cmでした。1つの正方形の面積を求めてください。

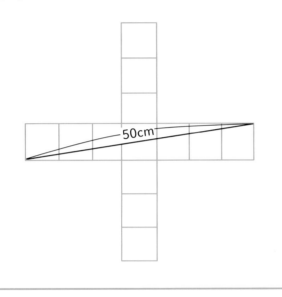

ヒント

ピタゴラスの定理（三平方の定理）の知識が必要です。

　正方形の1辺の長さを$x$cm とすると、正方形の面積はx^2となります。対角線によってできる直角三角形においてピタゴラスの定理を適用すると、$x^2 + (7x)^2 = 50^2$

　これから、$50x^2 = 2500$

　よって、$x^2 = 50 \,(\mathrm{cm}^2)$

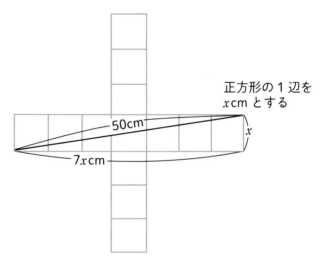

正方形の 1 辺を
$x$cm とする

50cm

x

7$x$cm

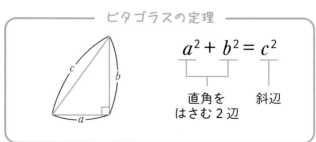

ピタゴラスの定理

$$a^2 + b^2 = c^2$$

直角を
はさむ 2 辺　　斜辺

Q 問題24

ブルーの部分の面積を求めてください。

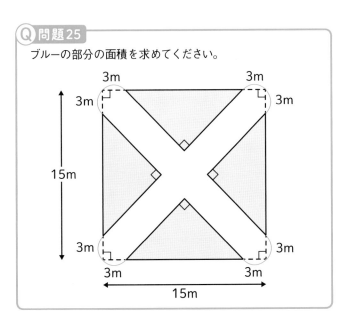

Q 問題25

ブルーの部分の面積を求めてください。

　下図のように、グイッ、グイッと押していけば、3mずつ短くなって、15 × 27 = 405m²の長方形になります。ほんの少しアタマをやわらかくし、元の図を少しデフォルメするだけで、問題がいっぺんにやさしくなりました。

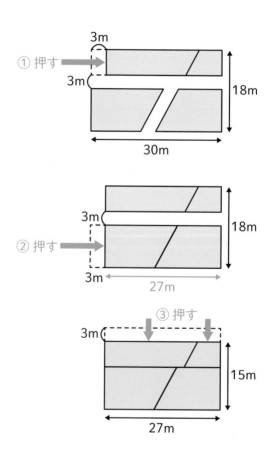

Ⓐ**問題25 答え** 81m²

「4つの三角形がある」と考えると、1つの三角形は、

底辺 = 15 − (3 + 3) = 9m

高さ = ……?

「高さ」を求めるのが難しいですね。直角三角形だから、高さは4.5mか、と気づくかもしれませんが、意外に複雑。でも、①と同じデフォルメを使えば、この4つの図形を集めると、

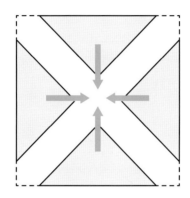

あれ、1つの正方形になりました。

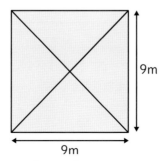

1辺は9mだから、面積は81m²です。

では、次の三角形はどうでしょうか？

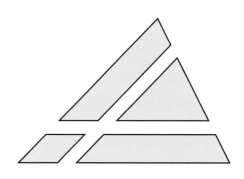

これも同じようにやってみると、

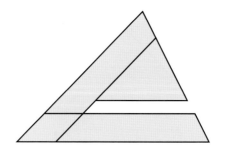

残念！　上のようにアキができてしまいました。いろいろな図を描いてみれば、変形して簡単になるか、ならないかがわかってきます。ぜひ、試してください。

Ｑ 問題26

　下の図のような２つのテーブルがあります。テーブル面の面積は、どちらが大きいでしょうか？　長さを測ったりせず、直感だけで答えてください。

　なお、元のテーブルの形は長方形か正方形ですが、いま面積を比べるのは、あくまでも平行四辺形になった「見た目の図形」での面積の比較です。

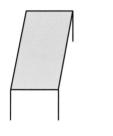
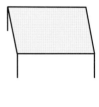

ヒント

自分の「目」を信じないほうがいいでしょう。

　2つとも平行四辺形です。右のほうは正方形に近い平行四辺形、左のほうは長方形に近い平行四辺形です。微妙な違いですね。脚があると邪魔なので、まず「テーブルの脚」を取り去ってみましょう。それが次の図です。

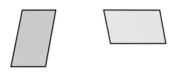

　次に、2つの「向き」を揃えてみましょう。左の長方形っぽい形の向きを回転させ、右と同じ方向に並べてみます。

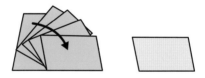

　すると、本当は同じ図形であったことがわかります。

　前ページのように脚をつけ、回転させて両者の向きを変えてみると、まったく違う形に見えました。

　これは「錯視」という、脳に特有の現象で、この事例（シェパードの錯視）では、足をつけることで錯視を強めることができます。

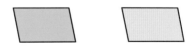

Q 問題27

　次の図は群馬県の地図です。この図から群馬県のおおよその面積を求めてください。なお、マス目の正方形の1辺は10kmとします。

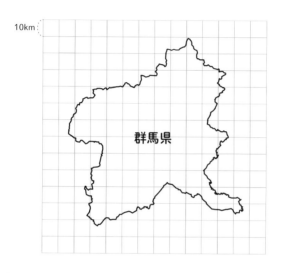

ヒント

　アタマのかたい人ほど「おおよそ」とか「概数にまとめる」というのに弱いようです。シンプルに考えてください。類似問題が中学入試に出たこともあります。

　現実には、こんないびつな形の面積を求めなければいけないことが多いものです。次の方針でやってみましょう。

　(1) 完全に群馬県の中に入っている正方形の数をそのまま数える
　(2) 少しだけ入っているもの、大半が入っているものについては、
　　　数を数え、その半分をカウントする

1マスは10km × 10kmですから、

　　(1) が30個あれば、$30 \times 10 \times 10 = 3000 \text{km}^2$
　　(2) が50個あれば、$50 \times 10 \times 10 \times \dfrac{1}{2} = 2500 \text{km}^2$

とカウントし、最後に (1) + (2) で答えとする、というものです。
　では、(1) の完全に入っている正方形から。

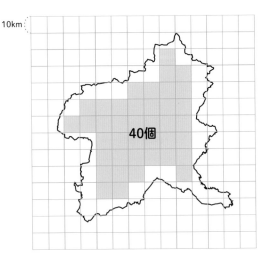

(1)は全部で40個ありました。

$$40 \times 10 \times 10 = 4000km^2 \quad \cdots\cdots①$$

次に、(2)の少しでも入っている正方形の数をカウントします。

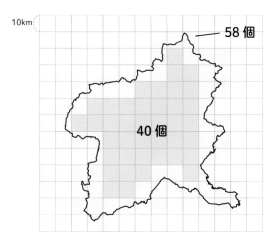

全部で58個ありました。これを「半分」と数えると、

$$(58 \times 10 \times 10) \div 2 = 2900km^2 \quad \cdots\cdots②$$

$$① + ② = 4000 + 2900 = 6900km^2$$

です。実際の群馬県の面積は6362km²です。

このマス目の1辺は10kmでしたが、1辺を半分にする、$\frac{1}{4}$に

する、$\frac{1}{8}$にする……、あるいは計算しやすいように$\frac{1}{10}$にする、

$\frac{1}{100}$ にするでもかまいませんが、どんどん小さくしていくと、さらに実際の大きさに肉薄することができるだろう……と予想できます。群馬県や埼玉県、長野県などは島がないため、このような形でも近似しやすくなります。

　このように、小さく小さく切っていき、それを最後に集めるのが「積分」の発想法です。

　このような問題は、実際の中学入試にも出ていますが、そこで、「このマス目の場合、完全に入っているんだろうか？　少し欠けてないだろうか？」と細かい点で悩んだりするのは、アタマのかたい人。

　この問題は「概数」の考えを見ているので、答えに幅をもたせているはずです。

　「10km^{2}違ったらバツかな？　9km^{2}だったらセーフかな？」などと悩むのは、まさに杞憂です。

　うまいデフォルメを思いつくには、ま〜るいアタマにする必要があるようです。

第 4 章

「数列」で遊ぶ！
ひらめきの降臨で勝負する

「次の数」を予測するには 「ひらめき」が必要！

　この章では主に、「数列」のクイズをつくってみました。

　数列とは、文字通り「数の列」、つまり「数を1列に並べたもの」（高校の数学の教科書から）です。

　昔むかし、ある有名私立小学校の入試（いわゆるお受験）で、こんな問題が出て評判になりました。

問題

　1、3、4、□、8、10、12

　上の数列の□には、どんな数字が入りますか？

　これは当時の関東地方のテレビのチャンネルを思い出せば、「1、3、4、6、8、10、12」のことだな、とわかり、答えは「6」だったわけです。

　といっても、当時の関東近辺に住む受験生（幼稚園生）にしかわからない問題で、パズルを解くようなものです。

　数列（や級数）は数学の中でいうと、微積分への入り口にもあたりますが、素直に□に入る「数字のあてっこクイズ」という側面があります。そして、それを知るには、そのわずかな数列の中からヒントを探し出し、規則性を読む「ひらめき」が何よりも必要です。ただし、上で述べたように、数列そのものは「数の1列の並び」なので、必ずしも規則性は必要ありませんが……。

　そんな数列のクイズに親しみながら、あなたの「ひらめき力」を試してみてください。

Q 問題28〜30

次の□の中に入ると思う数字を入れてください。

問題28　3、7、11、□、19、23、……

問題29　5、7、12、20、31、□、62、……

問題30　1、1、2、3、5、8、13、21、□、55、……

ヒント

数の並び方に「規則性」がないか考えてみましょう。

(A) 問題28　答え　15

「3、7、11、□、19、23、……」は、各項が4ずつ増えていますから、□には11 + 4 = 15が入ります。

(A) 問題29　答え　45

「5、7、12、20、31、□、62、……」は、各項がそれぞれ「＋2、＋5、＋8、＋11」と増えています。「増え方の差」を見ると、5 − 2 = 3、8 − 5 = 3、11 − 8 = 3のように、3ずつ増えています。

よって、□は31よりも「11 + 3」だけ大きいと考えると、45です。試しに、次は「14 + 3 = 17」増えるはずなので、45 + 17 = 62で、合っていることを確認できます。

(A) 問題30　答え　34

「1、1、2、3、5、8、13、21、□、55」の差は「0、1、1、2、3、5、8」です。見比べると、最初の「0」以外は同じ数が並んでいるので、1、1、2、3、5、8……を加えていることがわかります。

もう少し数字の関係を見て、「それぞれの数は前2つの数の和」と気づけば大正解です。

2 + 3 = 5、3 + 5 = 8、5 + 8 = 13、8 + 13 = 21、そして13 + 21 = 34で、答えは34です。

念のため、次の55は21 + 34 = 55で、合っています。

この「1、1、2、3、5、8、13、21……」という数の並びはフィボナッチ数列と呼ばれます。

Q 問題31

　数字を順番に「1234567891011121314151516……」と、間隔を開けずに続けて書いていったとき、15番目にくる数は「2」です。では、100番目にくる数字はいくつになるでしょうか?

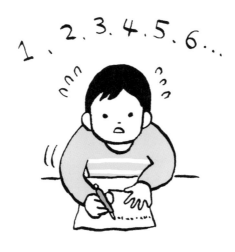

ヒント

バカ正直に順に書いて数えては大変です。

　たとえば、数字を「12345678910111213141516……」と順に続けて書いたとき、仮に「14番目」の数字を知りたければ、ブルーで書いた「1」が答えになります。

　9番目までは1桁なので、100番目となると、残りは「91」。10以降は2桁の数字が続いています。ということは、

　　$91 \div 2 = 45$　　あまり1

なので、9から数えて45番目は54の「4」です。問題はその次ですから、「答えは55」と答えたいところですが、100番目にきている数字を聞かれているので、答えは「5」です。

---

column 　「数列問題」で人類史上、最強の難問はコレだ！

　次の数列の□に入る数字を考えてください。

　　4、2、0、3、9、4、2、□、1、5、6、2……

　東大受験に出しても正解者は $\dfrac{1}{10}$ くらいでしょう。答えは「6」です。なぜ「6」なのか、それは私にもわかりません。なぜなら、これは私がコンピュータで打ち出した乱数列の一部だからです。当たる確率は＝$\dfrac{1}{10}$

　最初に、「数列とは数の並びだ」といいましたが、その並び方に規則性は必要ありません。その一例として「乱数」があります。もし乱数列に規則性があれば、それこそ皆に解かれてしまいます。授業や受験では、「規則性のある並び」しか習いませんが、「規則性のない並び」こそ、社会に役立っているのです。

Q 問題32

　全部で10段の階段があります。いま、一度に昇る段数は「1段」か、あるいは「2段」でしか昇れないとします。

(1) 10段の階段を昇っていくとき、全部で何通りの昇り方があるでしょうか。

(2) もし階段が20段の場合、全部で何通りの昇り方があるでしょうか。

ヒント

　まず、低い階段での昇り方を考え、順次、それを利用することです。

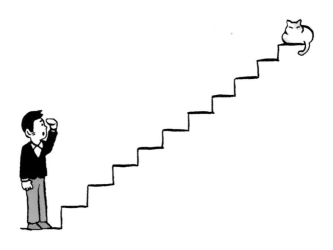

Ⓐ 問題32　答え　（1）89通り、（2）10,946通り

まずは、いろいろと試してみましょう。

●階段が1段のときは？
　　・1段で昇るしかない……「1通り」

●階段が2段のときは？
　　・1段ずつ2回昇るか
　　・2段を一度で昇るか……「2通り」

●階段が3段のときは？
　　・1段ずつを3回昇るか
　　・最初に1段、次に2段で昇るか
　　・最初に2段、次に1段ずつを2回昇るか……「3通り」

●階段が4段のときは？
　　・1段ずつ4回昇るか
　　・2段目まで1段ずつ昇り、最後に2段昇るか
　　・最初に1段だけ昇り、次に2段、最後は1段昇るか
　　・最初に2段、次に1段ずつ昇るか
　　・2段ずつ2回に分けて昇るか……「5通り」

……こうやって分類しながらシラミつぶし法でやっていくと、膨大な量になります。うまく法則性を見つけたいところです……。

　では、右ページの図を見てください。
①階段が1段のとき……「最初に1段昇り」の1通りです。

図 「階段昇り」の中に、うっすらと法則性が見えてきた?

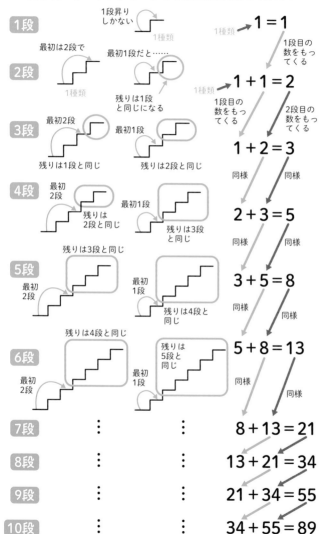

②階段が2段のとき……

　　最初に2段 ── 1種類

　　最初に1段 ── 残りは階段が1段（1種類）の場合と同じ

　　　　1＋1（最初の1段目と同じ）＝2通り

③階段が3段のとき……

　　最初に2段 ── 残りは階段が1段の場合と同じ

　　最初に1段 ── 残りは階段が2段（2種類）の場合と同じ

　　　　1（1段と同じ）＋2（2段と同じ）＝3通り

　　……あれ、少し見えてきました。この調子で、

④階段が4段のとき……

　　最初に2段 ── 残りは階段が2段（2種類）の場合と同じ

　　最初に1段 ── 残りは階段が3段（3種類）の場合と同じ

　　　　2（2段と同じ）＋3（3段と同じ）＝5通り

⑤階段が5段のとき……

　　最初に2段 ── 残りは階段が3段（3種類）の場合と同じ

　　最初に1段 ── 残りは階段が4段（5種類）の場合と同じ

　　　　3（3段と同じ）＋5（4段と同じ）＝8通り

……ということは、「昇り方は、前2つの和」だとわかるので、次
ページの図のようになります。結局、

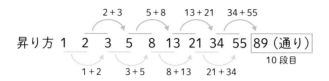

上の図から、10段目は89通りとわかります。

階段数	1	2	3	4	5	6	7	8	9	10
昇り方	1	2	3	5	8	13	21	34	55	89

(1)の答え　89通り

(2)の20段目までの答えは、次表の通りです。

階段数	11	12	13	14	15	16	17	18	19	20
昇り方	144	233	377	610	987	1,597	2,584	4,181	6,765	10,946

(2)の答え　10,946通り

　このように1段、あるいは2段で階段を昇っていく問題は、難関大学や有名中学校の入試問題に繰り返し出題されているようです。

column 「百段階段」の謎掛けに、あなたならどう答える?

　東京・目黒のホテル雅叙園東京には「百段階段」と呼ばれる由緒ある階段が残っています。1935 (昭和10) 年に建築された同ホテルの中で唯一現存する建造物で、2009 (平成21) 年には東京都の有形文化財にも指定されています。

　この階段、名前からしても「100段ある」と思ってしまうのですが、なぜか、99段までしかありません。

　ホテル雅叙園東京では、「なぜ、百段ないのでしょうか?」という謎掛けをしています。あなたなら、どんな答えを用意しますか?

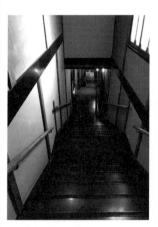
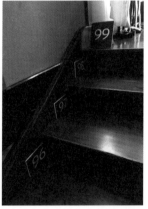

Q 問題33

　X博士は1分後に2倍、2分後には4倍、3分後には8倍へと、倍々ゲームで増殖する細菌を発見しました。そして、増殖実験を始めてからちょうど30分で、ビーカーの中が細菌でいっぱいになってしまったといいます。

　この細菌がビーカーの半分に達したのは、増殖を始めてから何分後のことだったでしょうか。

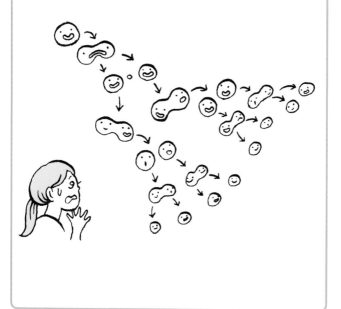

　簡単すぎる問題でしたね。1分後には2倍となるわけですから、その1分前はちょうど「半分」です。「30分」でいっぱいであれば、その1分前は「まだ半分」にすぎません。

　「15分後」と答えた人はいませんか？　このおそろしく高速な増殖は、以下のようなグラフに示せます。グラフを見れば、1分前が「半分」であることを実感できます。

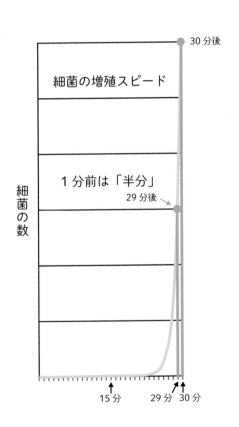

30分後

細菌の増殖スピード

1分前は「半分」

29分後

細菌の数

15分　　29分　30分

Q 問題34

　創業50周年を記念し、純金コインをつくることになりました。発注先候補のA社〜E社に対し、それぞれ1つずつサンプルをつくらせたところ、「1社だけ、混ぜ物のコインがあって重さが違う」という噂が出てきました。

　偽の純金コインが重いか軽いかはわかりません。天秤ばかりを使い、3回以内で見分ける方法はないでしょうか?

ヒント

1枚ずつ比べなくてもいいのです。

Q 問題35

　その後10年経ってから、創業60周年を記念し、再度、純金コインをつくることにしました。ところがまた、A社〜E社のサンプルの中に偽の純金コインが1種類、紛れ込んでいるといいます。

　純金コインは1枚10g、偽コインは1g少なく、それぞれ10枚ずつあります。今回は電子ばかりを使えるのですが、バッテリー切れ寸前のために1回しか測れないといいます。どうすれば1回で偽コインを判別できるでしょうか?

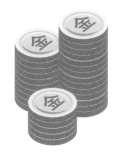

　1回目にAB2つとCD2つの重さを比べます。そこで重さが等しければ、残りのEが偽コインです。もし、AB2つとCD2つの重さが違った場合、Eは純金コインで確定です。

　AB、CDの重さが違った場合、次にAとCを比べ、同じであればBかDが偽コインです。

　その場合、E（純金）とBを比べ、同じであればDが偽コイン、違えばBが偽コインです。

　もし、AとCを比べ、重さが違えばどちらかが偽コインです。

　今度はE（純金）とAとを比べ、同じであればCが偽コイン、違えばAが偽コインです。

　Aを5枚、Bを4枚、Cを3枚、Dを2枚、Eを1枚、電子ばかりに載せて計測します。計15枚なのですべて本物であれば150gとなりますが、もし147gであれば、3g不足するのでCが偽物とわかります。同様に、5g不足ならA、4g不足ならB、2g不足ならD、1g不足ならEが偽物です。

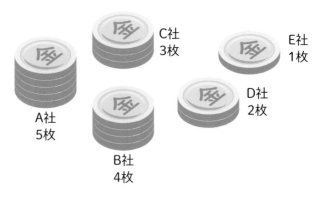

Q 問題36

　病気療養中の数学者シュリニヴァーサ・ラマヌジャンのもとを、恩師のゴッドフレイ・ハロルド・ハーディ（ケンブリッジ大学フェロー）が訪れます。ラマヌジャンは天逝のインド人数学者です。

　「来るときのタクシーのナンバーが実につまらなかったよ。1729だった」

とハーディがいうと、間髪入れず、ラマヌジャンが答えます。

　「そんなことはないですよ。それは『2つの立方数の和』で表せ、しかも2種類考えられます」

　「2つの立方数の和」とは、$a^3 + b^3$のようなもので、タクシーのナンバー1729は、この形で$10^3 + 9^3 = 1729$と表せます。
　実は、1729は別の形で$a^3 + b^3$と表せるのですが、さぁ、ラマヌジャンに負けずに挑戦してください。

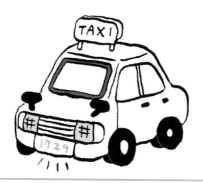

インド出身の天才数学者・ラマヌジャンの有名なエピソード
です。だから、クイズとはいえないかもしれませんが、計算は
簡単です。

問題文にもあったように、1つは、

$$10^3 + 9^3 = 1729 \quad \cdots\cdots①$$

そして、もう1つは、

$$12^3 + 1^3 = 1728 + 1 = 1729 \quad \cdots\cdots②$$

です。13を3乗すると、$13^3 = 13^2 \times 13 = 169 \times 13$ で、この段階で
1729どころか、2000も超えてしまいます。

つまり、3乗を2つ足して1729にするには、最大12までの整数
を使い、9と10は①で使われているので、他の数を使います。ま
た、1729は奇数です。偶数同士でも奇数同士でも、足すと偶数
になるので、「偶数^3 + 奇数^3」の組合せです。

①奇数が1の場合、$1^3 = 1$。ということは、偶数のほうは3乗し
て1の桁が8になればいい。その数は12

②奇数が3の場合、$3^3 = 27$。ということは、偶数のほうは3乗
して1の桁が2になればいい。その数は8

同様に、③5と4、④7と6、⑤11と2が候補になります(11の
場合12も候補になりますが、最大が12なのにその相棒が11では
大きすぎます)。この5組を考えればよく、12と1が該当します。

第 5 章

「虫食い算」と「魔方陣」
推理力を総動員する

虫食い算、魔方陣は
最初の一手で決まる！

　東京・神田の古本屋街に行くと、江戸時代の古書が多数並んでいる本屋さんがあります。店の中に入ると、『塵劫記』の本物なども手に取ることができますが、けっこう虫が食っていて読めない箇所もいっぱい……。

　大事な帳簿（大福帳）になると、数字で読めないところがあれば、周りの数字から類推するしかありません。それが「虫食い算」という言葉の発祥です。

　大きな意味で、虫食い算に含められるのが「覆面算」です。

　これはAやBなどの文字を使い（同じ文字は同じ数を意味する）、足し算や掛け算の結果から、それぞれの文字を推し測る（推測する）クイズです。

　さらに、「魔方陣」もあります。これは「魔法陣（魔法の陣）」ではなく、「魔方陣（魔の方陣）」です。

　敵に対し、どこから攻められても弱点のない鉄壁（魔）の正方形の陣（方陣）ということでしょうか。3×3、4×4、5×5などの正方形のマス目に数字を入れ、「行・列・斜め」のどこから見ても、「合計が同数」になるものが魔方陣です。

　これらの攻略には推理力が欠かせませんが、それだけではなく、「最も攻略しやすい箇所から攻める」という手順をとることが鉄則です。うまくいけば、気持ちいいほど、芋づる式に崩れていきます。

　よく考えられた虫食い算、覆面算、魔方陣は「芸術」のようなものです。堪能してください。

Q 問題37

次の□に入る数字を考えてください。なお、それぞれの先頭の□は0ではありません。

$$
\begin{array}{r}
\square\square\square \\
\times\quad 8\square \\
\hline
\square\square\square\square \\
\square\square\square \\
\hline
\square\square\square\square \\
\end{array}
$$

ヒント

とても有名な虫食い算ですが、アタマを鍛えるのに良い問題です。繰り上がりに気をつければ、2か所が「1」とわかります。

□に、便宜上、右のように名前をつけます。いまわかっているのは8のみ。8を3桁の「a_1」、「a_2」、「a_3」に掛けて、3桁（「d_1」、「d_2」、「d_3」）になるということは、少なくとも「a_1」と「a_2」は1とわかります。なぜなら、もし「a_2」＝2なら、「d_1」は9となり、「c_1」＋「d_1」が繰り上がってしまうからです。3桁なので「a_1」と「a_2」は1です。関連して「c_1」＝1、「e_1」＝9となります。

また、11「a_3」×「b_1」が4桁になるには、「b_1」＝9で、「a_3」が2以上。しかし、「a_3」＝3だと、113×8＝904となってしまいます（いま、8「d_2」、「d_3」）。よって、「a_3」＝2が決まります。

こうして、112×89とわかったので、あとは計算すれば解けます。答えは右のようになります。

$$\begin{array}{r} \boxed{a_1}\ \boxed{a_2}\ \boxed{a_3} \\ \times\quad 8\ \boxed{b_1} \\ \hline \boxed{c_1}\ \boxed{c_2}\ \boxed{c_3}\ \boxed{c_4} \\ \boxed{d_1}\ \boxed{d_2}\ \boxed{d_3} \\ \hline \boxed{e_1}\ \boxed{e_2}\ \boxed{e_3}\ \boxed{e_4} \end{array}$$

$$\begin{array}{r} 1\ 1\ 2 \\ \times\quad 8\ 9 \\ \hline 1\ 0\ \boxed{c_3}\ \boxed{c_4} \\ 8\ \boxed{d_2}\ \boxed{d_3} \\ \hline 9\ \boxed{e_2}\ \boxed{e_3}\ \boxed{e_4} \end{array}$$

$$\begin{array}{r} 1\ 1\ 2 \\ \times\quad 8\ 9 \\ \hline 1\ 0\ 0\ 8 \\ 8\ 9\ 6 \\ \hline 9\ 9\ 6\ 8 \end{array}$$

Q 問題38

　次の掛け算が成立するように、□に入る数を考えてください。

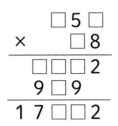

ヒント

　最初に「□5□」の後ろの□を考えます。候補は2つです。

それぞれの□に、a〜iまでの名前をつけます。

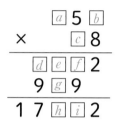

どこから手をつけるか。まず、「b」×8の結果の1桁目が2に
なるので、「b」は4か9です。そして、「c」×「b」の1桁目が9に
なるためには、「b」＝9しかありません。なぜなら、4の掛け算
の結果は偶数にしかならないからです。

「b」が9のとき、「c」×9の結果の1桁目が9になるのは「c」＝1
のときだけ。「c」＝1で、「a」59×1＝9「g」9ですから、「a」＝9、
「g」＝5。結局、959×18とわかったので、あとはすべて求めら
れます。

$$\begin{array}{r} 959 \\ \times\ \ 18 \\ \hline 7672 \\ 959 \\ \hline 17262 \end{array}$$

Q 問題39

　次の英文字に0〜9までの数字をあてはめ、計算を完成させてください。なお、同じ文字には同じ数字が入ります。

　「SEND MORE MONEY」は、「もっと金を送れ！」という意味になり、シャレの効いた問題になっています。

```
  S E N D
+ M O R E
---------
M O N E Y
```

ヒント

まず、繰り上がりの部分の「M」から取り掛かるのが定石です。

　Mから取り掛かります。というのは、4桁同士の足し算で繰り上がった場合、5桁目に入るのは「1」しかないからです（9999＋9999でも19998）。M＝1を入れておきます。

$$M = 1 \quad \begin{array}{r} \mathrm{S\ E\ N\ D} \\ +\ \mathrm{1\ O\ R\ E} \\ \hline \mathrm{1\ O\ N\ E\ Y} \end{array}$$

　次の狙い目は「O」です。S＋1は、

① 　S＝8の場合：百の位から繰り上がりありの場合　→　O＝0
② 　S＝9の場合：百の位から繰り上がりなしの場合　→　O＝0
③ 　S＝9の場合：百の位から繰り上がりありの場合　→　O＝1

　しかし、③はありえません。なぜなら、すでにM＝1が確定しているからです。よって、O＝0が確定です。

$$O = 0 \quad \begin{array}{r} \mathrm{S\ E\ N\ D} \\ +\ \mathrm{1\ 0\ R\ E} \\ \hline \mathrm{1\ 0\ N\ E\ Y} \end{array}$$

　次に、十の位の「N＋R」で繰り上がりが1つあったと仮定します。すると、百の位が「E＋0＋1」のときに1だけ繰り上がるためには、E＝9でなければなりません。しかし、E＝9だとすると、「E＋0＋1＝9＋0＋1＝10」となり、N＝0となってしまいます。すでに、O＝0が確定しているので、これは矛盾です。よって、百の位からは繰り上がらないとわかります。

　すると、千の位が「S＋1＝10」となるので、S＝9が確定します。

$$S = 9$$

$$\begin{array}{r} 9\ E\ N\ D \\ +\ 1\ 0\ R\ E \\ \hline 1\ 0\ N\ E\ Y \end{array}$$

　百の位は「E＋0＝N」なので、これは十の位から「1」だけ繰り上がって、「E＋0＋1＝N」となっていると推測できます。つまり、N＝E＋1です。

　次にRを考えます。

① 一の位の「D＋E」が繰り上がりしないとき

　このとき、十の位は「N＋R＝E」となり、「N＝E＋1」を代入すると、「E＋1＋R＝E」から、R＝－1となって、ありえません。つまり、右辺のEは「10＋E」、つまり十の位は百の位に対し、1だけ繰り上がると考えるべきなのです。

　すると、E＋1＋R＝E＋10から、R＝9ですが、すでにS＝9が先に確定していますから、これは不適です。

② 一の位の「D＋E」が「1」だけ繰り上がるとき

　このとき、十の位は「N＋R＋1＝E」から、上記と同様に左辺にN＝E＋1を代入、また右辺はE＋10とすると、「E＋1＋R＋1＝E＋10」から、R＝8が確定です。

$$R = 8$$

$$\begin{array}{r} 9\ E\ N\ D \\ +\ 1\ 0\ 8\ E \\ \hline 1\ 0\ N\ E\ Y \end{array}$$

　次に、先ほどのN＝E＋1を考えていきます。

① E ＝ 1のとき、N ＝ 2

② E ＝ 2のとき、N ＝ 3

③ E ＝ 3のとき、N ＝ 4

④ E ＝ 4のとき、N ＝ 5

⑤ E ＝ 5のとき、N ＝ 6

⑥ E ＝ 6のとき、N ＝ 7

⑦ E ＝ 7のとき、N ＝ 8

　まず、①と⑦の可能性はありません。すでに「M ＝ 1」「R ＝ 8」が確定しているためです。すると、②〜⑥の5つをチェックしていくことになります。

```
②    9 2 3 D        ③    9 3 4 D        ④    9 4 5 D
   +  1 0 8 2        +  1 0 8 3        +  1 0 8 4
   ─────────         ─────────         ─────────
   1 0 3 2 Y         1 0 4 3 Y         1 0 5 4 Y
```

```
⑤    9 5 6 D        ⑥    9 6 7 D
   +  1 0 8 5        +  1 0 8 6
   ─────────         ─────────
   1 0 6 5 Y         1 0 7 6 Y
```

　②〜⑥が成り立つには、一の位での繰り上がりが必要ですが、②〜④は、Dに7までの数字を入れても、成り立ちません（たとえば④でDに7を入れると、Y ＝ 1で、すでにM ＝ 1が確定しているため）。⑥も同様です。よって、⑤のとき、D ＝ 7、Y ＝ 2でこの覆面算は成立します。

答え

```
     9 5 6 7
  +  1 0 8 5
  ──────────
  1 0 6 5 2
```

Q 問題40

　次の3方陣（3×3の魔方陣）に入る数字を埋めてください。
ただし、以下の「魔方陣のルール」に従うこと。

●魔方陣のルール

　①縦、横、斜めの和がすべて同じになること

　②この魔方陣では、1〜9の数字を1回ずつ使うこと

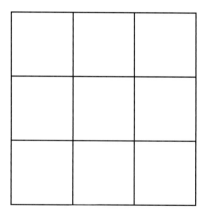

💡 ヒント

1から9までの総計は45です。

1〜9の数字を1回ずつ使うので、その総計は、

$$1 + 2 + 3 + 4 + 5 + 6 + 7 + 8 + 9 = 45$$

ここで、たとえば縦（あるいは横）3列の合計はそれぞれ等しくなるので、縦1列（横1行）は 45 ÷ 3 = 15 です。

「試行錯誤」でそれぞれの縦・横・斜めの和が15になるように配列すると、以下の魔方陣が完成します。

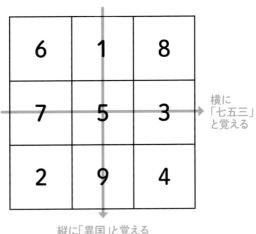

横に「七五三」と覚える

縦に「異国」と覚える

しかし、「試行錯誤」で解く、というのは芸のない話です。そこで、次の問題を使って少し補足しておきます。

なお、上記の並び方の左右対称、上下対称などは「同じもの」と考えます。

Q 問題41

1〜9の数字を1度ずつ使う「3×3の魔方陣」の場合、真ん中には「5」しか入らないとわかっています。それはなぜでしょうか？

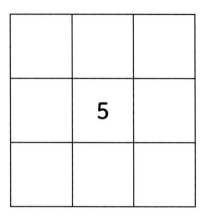

 ヒント

5ではない数字が入ったらどうなるでしょうか？

　1〜9の和は $1 + 2 + 3 + \cdots\cdots + 8 + 9 = 45$ なので、1列（ある
いは行、斜め）の和は15になります。ここで、真ん中のマスに5
ではない数字が入った場合、「矛盾」が起きることを示します。

①5より大きい場合

　真ん中が5より大きい数、たとえば「6」だとすると、9が入る列
や行、斜めの場合、

　　$15 - (6 + 9) = 15 - 15 = 0$

で、残りのマスに入る数字は0しかありません。よって「5より大
きい数は入らない」とわかります。

②5より小さい場合

　真ん中が5より小さい数、たとえば「4」が入るとすると、1が入
る列や行、斜めの場合、

　　$15 - (4 + 1) = 15 - 5 = 10$

となり、1〜9の数字では「15」になりません。

　よって、①と②によって、真ん中には「5」しか入らないことが
わかります。これは「真ん中は5ではない」としたとき、「それは無
理だ！」（矛盾）として示す方法です。

Q 問題42

　次のような3×3の魔方陣があります。縦の数字、横の数字、斜めの数字をそれぞれ足したとき、xにはどんな数字が入りますか。なお、この魔方陣は10以上の数字も使います。

8		3
5	10	
x		

ヒント

合計を考えてみましょう。

斜めは $3 + 10 + x = 13 + x$ で、1列目は $8 + 5 + x = 13 + x$ です。つまり、合計はどこも「$13 + x$」になるということです。

2行目は $5 + 10 + \square = 15 + \square$ で、これが $13 + x$ に等しくなりますから、

$15 + \square = 13 + x$

よって、$\square = x - 2$

そうすると、右端の3列目は、$3 + (x - 2) + \square = 13 + x$ なので、これを解くと、

$$\square = (13 + x) - \{3 + (x - 2)\}$$
$$= (13 - 3 + 2) + (x - x)$$
$$= 12$$

右下が12と決まったので、斜めは $8 + 10 + 12 = 30$ となることがわかります。

これから、x の値は、$x = 30 - 13 = 17$

Q 問題43

次の□の中に、6、7、8、10、11、12を1つずつ入れて、4×4の魔方陣を完成させてください。

16	3	2	13
5			
9			
4	15	14	1

ヒント

とても有名な魔方陣です。

まずは、単純な4×4魔方陣のつくり方です。次のように、対角線上にある4組を入れ替えるとでき上がります。

1	2	3	4
5	6	7	8
9	10	11	12
13	14	15	16

A

B

16	2	3	13
5	11	10	8
9	7	6	12
4	14	15	1

対角線上にある「1, 16」「4, 13」、そして「6, 11」「7, 10」を入れ替えるだけで4×4魔方陣ができ上がる

問題の4×4魔方陣を見ると、Bに似ています。違っているのは、1行目の「2、3」と4行目の「14、15」が入れ替わっているだけ。この問題の魔方陣は、画家で数学者でもあったアルブレヒト・デューラー（ドイツ）が1514年に描いた「メランコリア」という絵の中に見られるものです。「1514年」という数字を入れたかったため、2列目と3列目を入れ替えて、計算のつじつまを合わせたわけです。

メランコリア

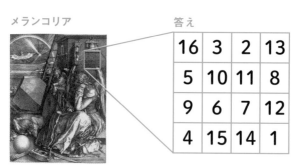

写真：ウィキペディア

答え

16	3	2	13
5	10	11	8
9	6	7	12
4	15	14	1

Q 問題44

　次の5×5の魔方陣には、1〜25の数字が1度ずつ使われています。残りのマスに入る数字を考えてください。

3		7		11
	8			
9		13		
15				23

ヒント

　5×5魔方陣は2億5000万通りものパターンがあるといいますが、その中で2通りのつくり方がよく知られています。その2通りは、いずれも一定のルールで数字を入れていくだけで、5×5魔方陣が完成します。上の5×5もその1つです。並び方をよ〜く見て考えてください。ヒントが必ずこの中にあります。

　5×5の魔方陣で、いきなりマス目を埋めていって正解にたどり
つくのは偶然か、神業です。しかし、これほどマス目に数字が埋
められていますから、そのどこかにヒントがあるはず。

　「パターンがある」という意味で、目のつけどころの1つ目は、
右から左下に「7、8、9」とあること、もう1つは「11、□、13、□、
15」とあること。

　どうやら、斜めに順に数字を入れていくと、5×5の魔方陣が
でき上がりそうです。

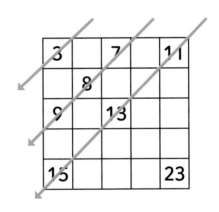

　このことから、「右上から左下に数字が1つずつ増えている」と
予想がつけば、3の右上から左下にかけて「1、2、3、4、5と並ん
でいたのでは？」と当たりをつけられます。もちろん、欄外に書い
ても、5×5の魔方陣にはなりませんから、それらを入れる処理は
別途必要ですが。

　この予想に従って進めると、5×5の魔方陣の外側に次図のよ

うにマス目をつくり、1、2、3……と入れていき、6からは次の右
上に戻って入れていきます。5×5魔方陣なので、1〜25まで入れて
いきます。これで12、14、17、18、19は入りました。

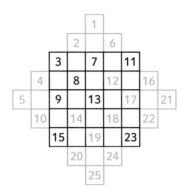

次に、縦（列）を見ます。1と25、2と20、6と24を、互い違い
に遠いマス目のほうに入れてみます。

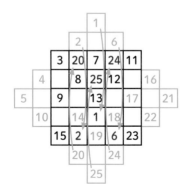

最後に次図のように、横（行）を見て、4と16、5と21、10と22を、
同様に遠いマス目に入れていきます。

これで5×5の魔方陣の完成です。

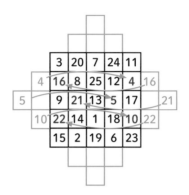

1〜25の総和は、1 + 2 + …… + 24 + 25 = 325

これを5列（あるいは5行）で割ると、325 ÷ 5 = 65

どの行・列・斜めを計算しても、その和は65になります。

3	20	7	24	11
16	8	25	12	4
9	21	13	5	17
22	14	1	18	10
15	2	19	6	23

問題45

　父が死んだため、子どもたち3人の前で、弁護士が遺言書を読み上げました。

　「お前たち3人に、9つの封筒を渡す。封筒にはそれぞれ、100万円から900万円まで、100万円単位の金額が書かれており、その通りの金額が封筒に入っている。そこで父からお前たちに、最後の問題を出す。

　3人が3袋ずつ選んで、受け取る金額が同じになるように分けるとき、その分け方の組合せは何通りあるか、それを答えよ。もし間違えれば、遺産はすべて国に寄付すること」

(1)　1組もない

(2)　1組ある

(3)　2組ある

(4)　3組ある

(5)　5組ある

ヒント

　「組合せ」を聞いているので、たとえばAが1～3、Bが4～6、Cが7～9の封筒を取ったときと、Aが4～6、Bが7～9、Cが1～3の袋を取ったときは「同じ1組」とみなします。

Ⓐ 問題45　答え　　(3)　2組ある

3人で等しく分けるので、まず総額を計算します。

遺産総額 = 100 + 200 + …… + 900 = 4500（万円）

よって、3人が同額を受け取るには、

1人あたりの遺産受取額 = 4500 ÷ 3 = 1500（万円）

ここで試行錯誤で解こうとしても、漏れと重複が出てくる可能性がありますし、スマートでもありません。ところで、これは「1〜9の数字を使って、3×3の魔方陣をつくる」のと似ていないでしょうか。魔方陣のところで見たように、3×3の魔方陣は次の1種類しかありません。

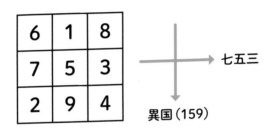

縦・横・斜めはすべて15（1500万円）ずつになっていますが、斜めを使うと3人では分けられません。つまり、

縦3列で分け合う……(6, 7, 2) (1, 5, 9) (8, 3, 4)
横3行で分け合う……(6, 1, 8) (7, 5, 3) (2, 9, 4)

の2組で、3人が分け合えます。こんなところでも、魔方陣を使えました。組合せの数だけを聞いているので、「2組」（縦、横）が答え。つまり(3)です。

Q 問題46

8×8のオセロ盤があり、左下に将棋のコマの「桂（桂馬）」が置いてあります。

8マス×8マス

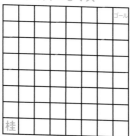

この「桂」は通常の桂馬とは異なり、「前2、横1」だけでなく、「横に2、前後に1」「後ろに2、横に1」のようにも自由に動けます（つまり後ろにも自在に戻れる。下図参照）。チェスの「ナイト（騎士）」に相当する動きをします。

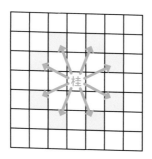

このとき、「桂」がすべてのマス目を通ったあと、最後に右上にある「ゴール」（上のオセロ盤を参照）にたどりつくようにしたいのですが、それは可能でしょうか？

　不可能

　すべてのマス目に動けるかどうかを考えるには膨大な時間が必要です。ここは別の視点から問題を捉えます。

　桂はすべてのマス目を通った後、最後にゴールにたどりつく、というルールでした。そこで、次のように盤面全体を市松模様に塗り分けてみます。

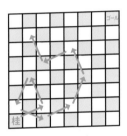

　「桂」は「前後に2、左右に1」か、「左右に2、前後に1」の動きなので、最初は必ず「白」の位置に動き、次に「青」の位置に動き……と、これを繰り返します。つまり、

　　奇数回目……白、偶数回目……青

の場所にいることになります。

　盤面は8×8あり、最初の位置を除外すると、64 − 1 = 63。つまり、最後は63回目となり、これは奇数回目なので「白」の位置にいなければなりません。

　ところが、「ゴール」は「青」の位置にあるので、「最後（63回目の移動）にゴールにたどりつくことはできない」が答え。

　なお、将棋盤で考えるときは9×9 = 81マスあり、最後は80マス目となるので、ゴールの位置を変えておくのが無難です。

Q 問題47

次のアミダくじで、上下が同じ数字で結ばれるよう、横線を（いちばん少ない本数で）入れてください。

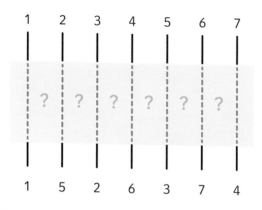

参考

「アミダくじ」とは「阿弥陀」さまの円形に開いた後光を真っ直ぐに直したのが由来とされています。ただし、アミダくじの由来を知っても問題は解けません。

Ⓐ 問題47　答え

はじめに、対応する番号ごとに、上下を結びます。

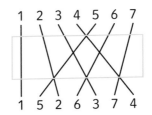

次に、交差している部分に印をつけていきます。

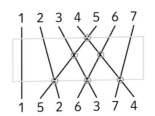

　印のついたところに横線を引いて完成（左下）。影響のない部分に上下2本セットで横線を入れてもかまいません（右下）が、最小の本数としては左下が答えです。

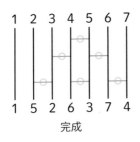

完成

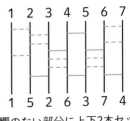

影響のない部分に上下2本セットの線を入れてもよい（図の点線）

Q 問題48

町内会でアミダくじを行い、衛藤さんがハワイ旅行、田所さんが掃除当番になりましたが、どこかに1本だけ線（横棒）を入れて逆にしてください。

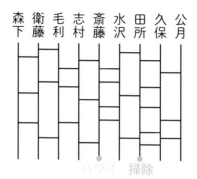

Q 問題49

翌年のアミダくじ大会でも結果は同じでした。どこかの線（横棒）を1本だけとって逆にしてください。

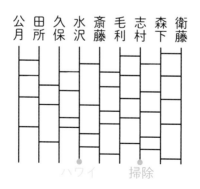

　ハワイ行きと掃除当番の経路をたどっていくと、左図のように隣り合う部分がありました。ここに1本の線を引けば、2つは入れ替わります。

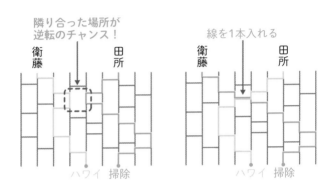

隣り合った場所が
逆転のチャンス！

線を1本入れる

衛藤　　田所

衛藤　　田所

ハワイ　掃除

ハワイ　掃除

　今度のケースは、ハワイ行きと掃除当番とが1本の線で交差しているので、その線を1本、とってしまいます。すると、両者は入れ替わります。

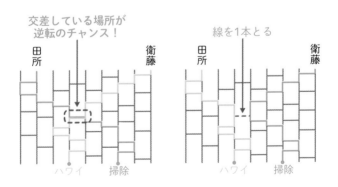

交差している場所が
逆転のチャンス！

線を1本とる

田所　　　衛藤

田所　　　衛藤

ハワイ　掃除

ハワイ　掃除

　「問題48」では、「線（横棒）を1本とる」ことを求めていますが、意外なことに「すでに引かれてある線を取り去る」ことに違和感をもつ人がいるようです（付け加えるのが自然なのでしょうか）。そんな場合は、1本、追加する問題に変えてもいいでしょう。

　もちろん、追加する箇所は「交差している」ところです。交差している線のすぐ近くに1本、書き加えます。すると、「1本とる」のと同じ効果が生まれます。

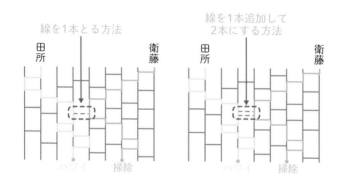

　よくある「マッチ棒クイズ」のように、「1本動かす」という問題にすることもできます。その場合は、無関係なところの線（横棒）を1本動かすことになりますが、この問題ではその候補が多すぎます。

　おもしろくするには、アミダの数をもっと減らし、余っている線が特定の1本になるような問題がいいでしょう。

第 6 章

「確率思考」で考える

直感に左右されない論理力を試す

「確率思考」は常識に左右されない力

あなたにお聞きします。大相撲の大横綱・白鵬は体力的に恵まれているでしょうか？ 体力といっても、見た目の身長・体重です。「身長は高いし、体重だって平均より20kgは多いだろ？」と思うかもしれませんが、違います。

私が調べたとき (2017年11月場所)、幕内力士の平均体重は164.7kgで、白鵬は156kgでした。鶴竜も同様です。

2017年当時、日馬富士という横綱もいましたが、彼に至っては137kgで、平均よりも実に28kgも少ないのです（稀勢の里は177kgで唯一、平均より上）。

彼らは、自分たちより重い力士を相手に何年も横綱を張り、成績を維持していたのです。これは「横綱だから、大きい（重い）」という、人間の直感、先入観、常識を覆す一例です。

コインを考えてみましょう。あなたが市議会議員選挙に出て、最後に同票で2人が並び、コイン決着になったとします（実際にあること）。本番前のコインチェックで、「表・表・裏・表・表」と出たとき、あなたはどちらに賭けますか？

アミダで勝ちたいとき、「当たり」の位置がわかっていれば（間の横線は不明）、どこを引けばいいと思いますか？

人生で経験することは、本当は直感を裏切ることが多いのです。そんなとき、「確率的な思考」を身に着けていれば、生き方も変わってきます。そんな問題をクイズ形式で集めてみました。ぜひ、楽しんでやってみてください。

Q 問題50

16世紀のイタリアの数学者ジェロルモ・カルダーノ（1501〜1576年）は、サイコロの目について、次のように考えました。

「サイコロを1回振ったとき、1の目が出る確率は $\frac{1}{6}$ だ。ということは、サイコロを3回振れば、少なくとも1が1回は出る確率は $\frac{1}{2}$ である」

この考えは正しいでしょうか？

(1) 正しい。サイコロを1回振れば、1の目が出る確率は $\frac{1}{6}$。2回目も $\frac{1}{6}$。3回目も $\frac{1}{6}$。よって、3回振れば、

$$\frac{1}{6} + \frac{1}{6} + \frac{1}{6} = \frac{3}{6} で、確率は \frac{1}{2}$$

(2) なんとなくだけど、もっと確率が高そうな気がする。

(3) う〜ん、理由はわからないけど、$\frac{1}{2}$ より少ないかも。

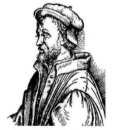

イラスト：ウィキペディア

Ⓐ 問題50　答え　(3)

　サイコロを1回投げれば、ある目（ここでは1とする）が出る確率は $\frac{1}{6}$ です。さらに2度目、3度目と続けるということは、それらが「3回連続で起きる」ということで、下の道の分岐で考えれば、$\frac{1}{6} \times \frac{1}{6} \times \frac{1}{6}$ のような確率で歩くということ。

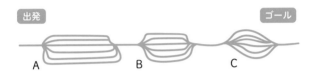

出発　　　　　　　　　　　　　　　　　ゴール

　　　A　　　　　　　　　B　　　　　C

　ここで、「1の目が出ない確率」は $\frac{5}{6}$ で、それが3回連続すると考えると（上図のように）、

$$\frac{5}{6} \times \frac{5}{6} \times \frac{5}{6} = \frac{125}{216} \quad \cdots\cdots ①$$

　確率は「全体で1」になります。1の目が一度も出ない確率が①のように $\frac{125}{216}$ でしたから、1の目が少なくとも1回は出る確率は、

$$1 - \left(\frac{125}{216} \right) = \frac{91}{216} = 0.42129 \quad \cdots\cdots ②$$

　つまり、3回サイコロを投げたとき、「少なくとも1回は1の目が出る確率」は約42％しかないことになります。よって、「$\frac{1}{2}$ よりも確率は低い」という(3)が正しいことになります。ただし、(3)は説明になっていませんが。

　もちろん、1の目が1回出る確率、2回出る確率、3回出る確率（すべて1）を足しても $\frac{91}{216}$ になります。

Q 問題51

　3つの扉A、B、Cがあり、どの扉も閉じていて、中は見えません。扉の1つには新車が用意されていて、残りは外れです。司会者は、どこに新車が入っているか、事前に知っています。

　あなたがAを選んだあと、司会者がBを開けたら、そこはヤギでした。司会者は「あなたにチャンスをあげましょう！ いまなら、AからCに変えてもいいですよ」といいます。

　あなたはどうすべきでしょうか？

(1) AかCに入っているのだから、どちらの確率も $\frac{1}{2}$ 。変更してもよいが、同じことなので変更する必要はない。

(2) Cに変更すべき。

　初志貫徹か変更か。2つに1つです。

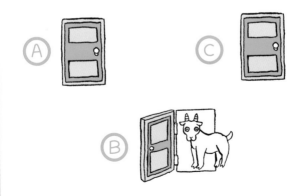

　最初に3つの扉がありました。どれも当たる確率は同じで、それぞれ $\frac{1}{3}$ ずつです。次に、「Aを選んだ段階」で、当たる確率は $\frac{1}{3}$、外れの確率は $\frac{2}{3}$ ということになります（選ばなかったBまたはCが当たる確率は合わせて $\frac{2}{3}$ だから）。ここまでは間違いありません。

　その後、司会者がBを開けることで、「Bは外れ」とわかります。この段階で司会者が「変更するか」と聞いてきますが、このとき、

①Bの可能性が消えたので、AもCも当たる確率は $\frac{1}{3}$ から $\frac{1}{2}$ にそれぞれ上がったのか？

②Bの可能性は消えたが、もともと「BとCで当たる確率は合わせて $\frac{2}{3}$ だった」のだから、Bの当たる確率がCに追加され、Cが当たる確率は $\frac{2}{3}$ になったのか？

という、ややこしい問題になります。

　もし、①が真実なら、扉を変更する必要はありません。

　もし、②が真実なら、当たる確率はCが $\frac{2}{3}$、Aが $\frac{1}{3}$ のままなのだから、Cは当たる確率が2倍になるので、「変える」ほうがずっとトクです。

　さて、どっちが真実なのでしょうか？

◉ 高名な数学者も「変わらない」と考えたが……

　これはモンティ・ホールが司会を務め、アメリカで長らく人気のあったテレビ番組「Let's make a deal（取引しよう！）」で、司会者モンティが参加者に対し、毎回、「チャンスをあげよう！　扉

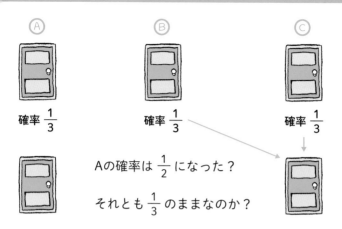

A

B

C

確率 $\frac{1}{3}$ 　　　　確率 $\frac{1}{3}$ 　　　　確率 $\frac{1}{3}$

Aの確率は $\frac{1}{2}$ になった？

それとも $\frac{1}{3}$ のままなのか？

を変更するか、しないか」と迫っていたことで知られています。

　多くの人は「確率はそれぞれ $\frac{1}{3}$ ずつで、Bが外れだとしても、Cが $\frac{2}{3}$ に増えることはない。AもCも $\frac{1}{2}$ ずつで同じ」と考えていました。

　しかし、ニュース雑誌の人気コラム「マリリンにおまかせ」を執筆していたマリリン・ボス・サバントが「そのままでいるより、変えたほうが当たる確率は2倍になる」と自身のコラムで主張したため、大騒ぎとなりました。

　なぜなら、彼女はギネスの記録で「世界一高い知能（IQ）を保持している人（IQ228）」として認定されていたことを、皆が知っていたからです。

　このマリリンの発言に対し、数多くの数学者が「マリリン、あなたが賢者だということはみんな知っている。けれども、これはキミの間違いだ。確率のキホンから学び直せ！」といった辛口コメントが多数、マリリンのもとに寄せられたのです。その中には高名な数学者も入っていました。

では、気になる結論は？

実は、マリリンと数学者との間では決着がつきませんでしたが、コンピュータがシミュレーションした結果、「変更すると、当たる確率が2倍になる」ことが証明されました。

「コンピュータで結論が出た」では納得がいかないと思いますので、少し極端な事例で考えてみます。

いま「くじ」が100枚あり、当たりくじは1枚だけだとします。あなたは①のくじを選びました。当たる確率は $\frac{1}{100}$、そしてあなたが選ばなかった残りくじの99枚の中に当たりくじが入っている確率は $\frac{99}{100}$ です。ここまではいいですね。

そして、司会者は当たりくじがどれかを知っていて、「外れ」とわかっているくじを1枚、また1枚と開けていきます。98枚を開き終えたとき残ったのは、あなたの1枚と、司会者が最後まで開けなかった1枚の合計2枚。

このとき、あなたは「これで確率が $\frac{1}{100}$ から $\frac{1}{2}$ になった」と思うでしょうか。それとも、「司会者が残したくじは、$\frac{99}{100}$ の確率がある」と思うでしょうか。

モンティ・ホールの問題は、Bが外れとわかったので、「当たる確率は $\frac{1}{3}$ から $\frac{1}{2}$ に増えた」と勘違いするところが大きな問題でした。直感が必ずしも頼りにならないという事例であるとともに、確率を考えることの難しさを示した事例といえます。

Q 問題52

　数学者20人が参加した日帰りバスツアーで、添乗員さんがクイズを出しました。

　「今日は数学者の人ばかりですので、数学クイズです。この20人の参加者の中に、同じ誕生日の人が1組以上いるかどうかを賭けませんか？　当たれば、次の『ぶどう狩り』の料金1000円を無料にします。外れた場合は、その人はぶどう1000円分を追加購入してもらいます。なお、私の調べた限りでは、このツアー参加者に2月29日生まれの人はいませんでした」と。

　さて、あなたなら次のどちらに賭けますか？

(1)「いる」ほうに賭ける
(2)「いない」ほうに賭ける

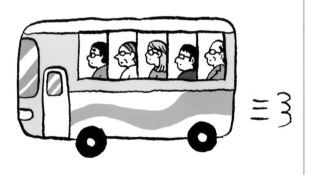

ヒント

確率として、「どちらの可能性が高いか」を考えてください。

Ⓐ 問題52　答え　(2)「いない」ほうに賭ける

「いる」か「いない」か、確率的に考えると、どちらが $\frac{1}{2}$ より高いかを考えればよいといえます。

2月29日生まれはいないので、1年は365日と考えます。ここで、便宜上、全員に①番から⑳番まで、番号を振ります。

いま、「1組も誕生日が同じ人はいない」と仮定すると、①の人の誕生日は365日のどれでもOKです。②の人は①以外の誕生日となりますから、その確率は $\frac{364}{365}$ です。③の人は、①と②以外の誕生日なので、$\frac{363}{365}$ 。同様に、④の人は $\frac{362}{365}$ ……⑳の人は $\frac{346}{365}$ となり、これらがすべて成り立つには、

$$1 \times \frac{364}{365} \times \frac{363}{365} \times \frac{362}{365} \times \cdots\cdots \times \frac{347}{365} \times \frac{346}{365}$$

を計算すればいいとわかります。計算結果は、0.58856……。つまり、「1組も誕生日が同じ人はいない」という確率は5割を超えているので、(2)の「いない」に賭けるのが得策です。

これは「誕生日の問題」として知られていて、20人ほどいれば、「同じ誕生日の人がいる確率は5割を超える」ことを「数学者なら知っているだろう」と添乗員さんは考え、出題したのです。

実は20人では不足で、23人目から5割を超えるのですが、この添乗員さんはそれを承知していて、「数学者だからこそ、きっと引っかかるだろう」と考えた、というわけです。ちょっと意地悪なクイズでした。

Q 問題53

　ゆがみのないコインを投げたところ、「表・表・裏・表・表」と出ました。6回目はどちらの確率が高いでしょうか。

(1) 表が4回、「裏」が1回だから、次も「表」だろう
(2) 確率的に $\frac{1}{2}$ なので、次はそろそろ「裏」の確率が高い
(3) 確率的には $\frac{1}{2}$ だが、次にどっちが出るかはわからない。コインに聞いてくれ！

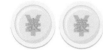

Q 問題54

　ある市で市議会議員選挙があり、10人が当選します。最後の10人目が2人、同票となりました。そこで選挙規定により、コイントスに勝った人を議員とすることにしました。

　本番前にコインチェックをしたところ、「表・表・裏・表・表」と出ました。あなたならどちらに賭けますか？

(1) 表が4回、裏が1回なので実績から「表」！
(2) 確率的に $\frac{1}{2}$ なので、次は「裏」の確率が高い

Ⓐ 問題53 答え　(3) が正しい。

　ゆがみのないコインの場合、表が出る確率も裏が出る確率も $\frac{1}{2}$ です。これは「長い目で見ればそうなるだろう」ということであって、有限の回数（それも目の前の数回）では、どちらが出るかはわかりません。また、前に何が出たかは、次にどちらが出るかには影響しません。

　このため、「5回連続したから次も表だろう」とか、「そろそろ裏が出るころだ」という考えは、確率的な思考としては外れです。よって、正しいのは「そんなのわからない」です。

Ⓐ 問題54 答え　(1) の「表に賭ける」が判断としては正しい。

　これは問題①と似ていますが、異なる点があります。それは、②の問題では「ゆがみのないコイン」という言葉がないこと。現実に5回のうち4回「表」が出て、次が「決戦だ」という以上、「表」に賭けるほうが確率的に「高い」と考えます。

　「コイントスで議員を決めることなどありえない」と思うかもしれませんが、実際にある話なのです。

　2012年5月、アメリカ・テキサス州のウルフォース市の市議会議員選挙では、得票数が同票になった2人がコイントスで決めています。2013年にはフィリピンの町長も同票のため、コイントスで決めています。

　日本でも2007年1月、秋田大学付属病院の院長選挙では、1回目で決まらず、さらに3回の決戦投票でも決まらなかったため、最後はコイントスで院長が決められています。意外にあることなのです。

Q 問題55

ゆがみのないサイコロを投げると、1～6の目が出る確率はどれも $\frac{1}{6}$ になると考えられます。

では、下駄を投げ飛ばしたとき、上・下の出る確率はどうなるでしょうか？　ただし、横になることはないとします。

(1) 上と下は同率で、$\frac{1}{2}$ ずつ
(2) そんなのやってみないとわからない

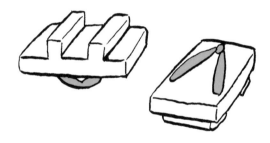

ヒント

「サイコロ」ではなく「下駄」であるのがポイントです。

　確率には2種類あります。1つが「数学的確率」で、もう1つが「統計的確率」と呼ばれるものです。

　「数学的確率」とは、いわば思考実験です。「ゆがみのないコイン」があると仮定すれば、それを投げると「表」あるいは「裏」の出る確率は「$\frac{1}{2}$ ずつだろう」と予測できます。

　実際にコインを投げると、その結果は少しずつ違うわけですが、長い目で見れば $\frac{1}{2}$ ずつに収束していくと予想できます。これが「数学的確率」で、統計学や確率は、この数学的確率を前提にして考えます。

　これに対し、実際のコインの場合は、完全なバランスのものは存在せず（ゆがみは多少ある）、実際に投げてみないとわかりません。同様に、下駄といってもさまざまな下駄がありますから、このようなケースでは「投げてみて、その結果」から、「上向きが64%、下向きが36%」のように確率を見出します。これが「統計的確率」です。

　ある中学2年の数学の教科書に、「ペットボトルのキャップを投げたとき、表向きになる確率を調べるにはどうすればいいか？」という問題がありました。投げる回数を200回、400回、600回と増やすことで、キャップが表向きになる確率が2割ほどの値に収束していくようすが描かれています（ペットボトルのキャップが表になる確率が、必ず2割になるわけではありません）。

　このように、その確率が予測できないものについては、実際に繰り返しやってみて確率を求めることになります。

Q 問題56

いま、下のようなアミダくじがあります。「当たり」が見えていますが、どこを選ぶと当たりやすいでしょうか。

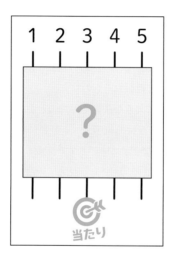

(1) 直感的に考えて、「当たり」の真上でしょ。3番。

(2) どこを選んでも同じ。もし確率が違うなら、アミダくじは、くじとして成立しない。

(3) なんとなくだが、真上よりも、その周辺が怪しい。

　アミダくじでは「真上」を選ぶと当たる確率が上がります。横線を引いてあるので「どこに行くか」はたしかにわからないのですが、右・左の2択が50%ずつだと考えると、真下に行く確率がいちばん高くなるのです。

　パチンコ台で考えると、いちばん上の「真中」部分にパチンコ玉を落とすと、左右に触れながら、真下に落ちる確率がいちばん高くなります（もちろん、くぎの打ち方によります）。

　これは二項定理と呼ばれるものです。

　実は、私もこれで大きな失敗をしたことがあります。自治会の役員になり（輪番制で持ち回り）、誰が会長になるかで、誰もなりたがらなかったので、私が「アミダで決めよう」と提案し、了解を得たのです。「会長の印」が少し見えていたらしく、皆、その上を外して選んだようで、最後に私が引く段になると、真上しか残っていませんでした。「アミダは真上が当たりやすい」ことを知っていましたが、「18人も引いているので大丈夫」と願ったものの、みごとに当たってしまいました。

　ただ、アミダの横線を多く引けば引くほど、徐々にこの確率は落ちていきます。それでもなかなか同じ確率にはなりません。このことを知っていると、実際にアミダくじで何かを決める際は役立ちます。

Q 問題57

　本田かおりさんは独身で、聡明で、ものおじせず、思った
ことを多くの人の前でもズバズバと、そして論旨明快に発言
できる人です。大学時代は数学を専攻し、さまざまな社会問
題にも深い関心をもって接していました。

　現在の本田かおりさんについて、次のどちらの可能性が高
いでしょうか?

(1) 高校の数学の先生である

(2) 高校の数学の先生で、あわせてボランティア活動も行っ
　　ている

ヒント

「思い込み」に注意しましょう。

Q 問題58

　白玉アイスとあずきアイスの商品がある店で、店長が売れ
行きを順にノートにつけていました。その日の売れた比率は
「白玉5:あずき2」だったといいます。

　では、実際に売れた順(パターン)として、次のどれがいち
ばん、可能性としてありうるでしょうか?　なお、白玉アイ
スは「白」、あずきアイスは「あ」と表記しています。

(1) 白白あ白白白

(2) あ白白あ白白白

(3) ああ白白あ白白

（A）問題57　答え　（1）

　「なぜ（2）ではないのか？」と疑問をもった人は、問題文をもう一度よく読んでください。「この本田かおりさん、次のどちらの可能性が高いでしょうか？」と書かれてあります。

　本田かおりさんの説明文だけからは、「高校の数学の先生」になったことすら確実ではありませんが、（1）と（2）の2つは、ここまでは同じ内容です。

　しかし、（2）にはさらに不確かな内容がつけ足されています。当たっているかもしれないけれど、外れているかもしれない内容です。とすれば、（1）の可能性のほうが高いことになります。

　これは「リンダ問題」と呼ばれるもので、人間はより具体的な解答（ここでは（2））を好む傾向がある（このため間違える）とされます。

（A）問題58　答え　（1）

　問題文には、「どれがいちばん、可能性としてありうるでしょうか？」とあります。この問題も、問題①と同じ「リンダ問題」です。

　（1）は5:1、（2）は5:2、（3）は4:3となっているため、（2）を選ぶかもしれませんが、（2）の中に（1）がそのまま含まれています。このため、「いちばん、可能性としてありうる」のは（1）です。

　（2）と答えた人は、「5:2」という情報に目を奪われすぎて、（2）の中に（1）が含まれていることを見落とした、といえそうです。

第 7 章

「論理」の力で解く！
理詰めで正解を導き出す

「論理的に考える力」って何？

「そんなこと、ありえない！」「そんな問題、解けないよ」といった問題にも、解決の道や糸口はあります。それには論理の力を使って考えることが重要です。

与えられた情報を使い、論理の力で一歩一歩、階段を登っていくと、その先に「まさか？」と思うような不思議な解答が待っていても、それこそが「正しい結論」なのです。

どうも人間は（もちろん、私も含めて）、論理より、「過去から学ぶ」——つまり経験を通していろいろなことを知り、考え、学びがちです。経験から学ぶことも重要ですが、経験したことのない場面では太刀打ちできません。

そんなときでも、「まさか？」と思わず、理詰めで考えていく必要があります。その力を養う最もよい方法は、数学クイズ、数理パズルなどで遊びながらトレーニングしていくこと。四角くとんがったアタマをやわらかくなるようトレーニングしていくことです。

あなたが意中の恋人2人から、同時に結婚を申し込まれたら、どうやって選びますか？　自分では決められなくなって、「占い師に決めてもらう」のだって、方法の1つですが、1人が10％、もう1人が75％の確率で当てる占い師であれば、どちらの占い師に占ってもらいますか？　これも立派な理詰めトレーニングです。

Q 問題59

A 「あけましておめでとうございます。あれ？ メイちゃん、1週間前、3歳のクリスマスで見たときよりも、また大きくなったみたい」

叔母 「そうかも。メイちゃんは、来年には6歳になるのよ」

A 「え、ウソ？ だって、先週は3歳っていってたわよ。それなのに、来年はもう6歳？」

叔母 「本当のことよ」

こんなことはありえるでしょうか？ もちろん、数え歳ではなく、満年齢で考えてください。

Q 問題60

太郎君は、1700ページもある分厚い翻訳書をもっています。この本をバッグで持ち運ぶと重いし、他の本を入れられなくなるので、カッターで切ってスキャンし、「電子書籍」にしようと考えました。

作業を始めてから、あるページの束を見たところ、最初のページはp.187で、最後のページはp.187と同じ数字の組合せのページでした。何ページまで切ったのでしょうか？

Ⓐ 問題59 答え ありえる。

この会話は新年のあいさつです。1週間前は12月25日ごろのクリスマス。そのときAさんはメイちゃんに会い、3歳でした。

メイちゃんの誕生日が、たとえば12月27日だったとすると、Aさんが会った直後に4歳を迎えています。そして、今年の12月27日に5歳を迎えます。すると、「来年は6歳」になっているはずです。「来年」といっても、2年近く先のことですが……。

Ⓐ 問題60 答え p.718

本を切ると、1枚の紙のページには表・裏がありますが、表は必ず奇数ページから始まります(縦組みの本でも横組みの本でも同じです)。そして、その裏は偶数ページになります。

p.187から切りはじめ、最後のページは「187」の組合せのページですから、可能性としては、

p.718
p.781
p.817
p.871

の4つのどれかが考えられます。この中で「最後が偶数ページ」になるのはp.718だけです。

Q 問題61

　P子さんは、意中の男性A太さん、B郎さんの2人から同時にプロポーズされました（つまり二股をかけていた！）。どちらを選べばよいか、自分では決められません。

　そこで、占い師X、占い師Yに聞いてみることにしました。占い師Xは「10％しか当たらない」ものの、1000円と超格安です。もう1人の占い師Yは「75％の人が当たった」と評判ですが、10万円もします。

　P子さんは出費を抑えたいけれど、確率は高めたいというのがホンネ。「勝負は1回」と決めています。P子さんは、どちらの占い師に見てもらえばいいでしょうか。

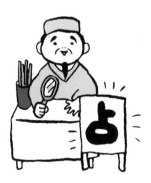

「10人に1人しか当たらないけど、その分、安くしとくよ」

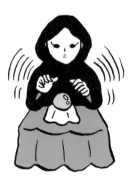

「4人に3人は当てるわよ。大切なことだったら、私を指名してね」

 ヒント

「発想の転換」が必要です。

157

A 問題61　答え　10%の占い師Xに相談する

「当たる確率」だけで見れば、

占い師X……10%
占い師Y……75%

で、圧倒的に占い師Yを選ぶべきです。ただ、Yは鑑定料が10万円と、あまりに高い……。なんとか、「当たる確率を最大限に引き上げ、出費は少なく」したい……。実は、いい方法があります。

ここで占ってほしいのは、「A太さん、B郎さんのどちらと結婚するとうまくいくか」の「2者択一」です。

そこで、占い師Xに鑑定を依頼します。Xの占いで当たる確率はたったの「10%」ですが、逆にいうと、外れる確率は90%もあります。これを利用するのです。逆転の発想です。

前述したように、いまは「A太さんかB郎さんか」の2択問題ですから、占い師Xが「A太さん」といえば逆のB郎さんを選び、「B郎さん」といえば逆のA太さんを選べば、90%の確率で結婚生活は成功します。

90%なので、占い師Yの75%よりもはるかに上ですし、お値段も超格安。これが2択ではなく10択であれば占い師Yを選ぶべきです。

ともあれ、P子さんの幸せを祈りましょう。ただ、結婚後も、二股をかける生活を続けるのかも、と思うとちょっと心配です。

Q 問題62

　いま、片面が青●、もう片面が黒●のコインが10枚あり、7枚が青（●●●●●●●）、3枚が黒（●●●）になっています。

　この10枚のコインを箱（中は見えない）の中に入れ、コインの順番をバラバラにします。そして、箱に手を入れ、適当に何枚かを裏返し（裏返さなくてもいい）、コインを「7枚」のグループと「3枚」のグループの2つに分けます。

　このとき、それぞれのグループの黒（●）のコインの枚数を同数にするには、どうすればいいでしょうか。

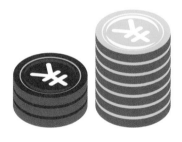

💡 ヒント

「0枚」でも同数です。

（A）問題62　答え　　3枚のほうをすべてひっくり返すと、黒の枚数は同数になる。

　なぜ、そうなるのでしょうか。まず、箱の中で7枚と3枚になるよう、適当に（でたらめに）分けます（たとえば①の状態）。

　　　　●●○　　　●●●○○○○……①

　ここで、左側の3枚をすべてひっくり返すと、

　　　　○○●　　　●●●○○○○……①'

　これでどちらのグループにも「黒が1枚ずつ」です。次の②のケースでもうまくいくか、やってみましょう。

　　　　●○○　　　○○●●●○○……②

　ここで3枚のほうをすべてひっくり返すと、

　　　　○●●　　　○○●●●○○……②'

　やはり、「黒が2枚ずつ」になりました。信じられない人のために、もっと極端なケースを見てみましょう。次の③です。

　　　　●●●　　　○○○○○○○……③

　左側の3枚はすべて黒です。ここで左側の3枚をすべてひっくり返すと、

　　　　○○○　　　○○○○○○○……③'

となり、両グループとも「黒は0枚」で「同数」です。

　理由を考えてみます。いま、3枚のグループに黒がx枚入っているとすると、黒は全部で3枚しかありませんから、7枚のグループのほうに黒は$(3-x)$枚だけ残っています。

　次に、3枚のコインをすべてひっくり返します。3枚のグループに黒がx枚ありましたから、黒は$(3-x)$枚に変わります。そして、7枚のグループのほうの黒も$(3-x)$枚でした。ですから、2つのグループの黒の枚数は同じになるのです。

Ｑ 問題63

　数学のＡ先生が「来週の月曜日から金曜日の間に抜き打ちテストをやるから、そのつもりで」と発表しました。それを聞いたＣくんは、立ち上がって、

　「先生！　抜き打ちテストは絶対にできません！」

と発言しました。
　なぜ、Ｃくんは「抜き打ちテストは絶対にできない」といったのでしょうか？　その理由を考えてください。

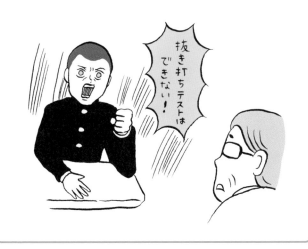

ヒント

「抜き打ち」テストであるのがポイントです。

　もし、木曜日の授業が終わった時点でテストが行われなかった場合、金曜日しかテストをできませんから、「抜き打ちテスト」とはいえません。

　また、水曜日までにテストが行われなかったとすると、金曜日は抜き打ちテストができないのだから、テストするとしたら「木曜日」とわかってしまい、これも抜き打ちテストにはなりません。

　同様に、火曜日までにテストがなかった場合、木・金は抜き打ちテストができないので、抜き打ちテストは「水曜日」とわかってしまい、これも抜き打ちテストになりません。

　同様に、火曜日、月曜日も抜き打ちテストができません。

　Ｃくんの「抜き打ちテストはできない」という理屈はこういうことだったのです。

◯ 先生はどうしたか？

　ところで、Ａ先生は金曜日にテストを実施しました。Ｃくんは「これは抜き打ちテストにはなりません。先生、反則です！」と抗議しましたが受け入れられません。

　なぜなら、「君たちは、木曜日の授業が終わった時点で、『金曜日にテストはない』と思っていたんだろ？　だったら、金曜日にテストを実施するのは『抜き打ちテストに該当する』んじゃないかな？」と。

Q 問題64

　会社のパソコンは機密資料が入っているので、パスワード
を設定していました。ところが、そのパスワードを忘れてし
まい、3人がパスワードを思い出そうと、話をしています。

A 「たしか319だったと思うけど」

B 「いや、全然違うね。617だった」

C 「君たち、さっきその番号で開かなかったじゃないか。999
　　でやってみると、案外うまくいくよ」

A 「999なんて、全然違うよ」

　そこへパスワードを覚えていたXさんが通りかかり、「3人
のいった番号は、それぞれの各桁で1つずつ合っているよ」と
ヒントをくれました。3桁のパスワードはいくつでしょうか？

ヒント

各桁に同じ数字があったら、その「数」は間違いです。

パスワードの3桁の数字は「3人の番号が1つずつ合っている」ということは、

Aさん　　319
Bさん　　617
Cさん　　999

と並べたとき、各桁で1つずつ正解があるということです。逆にいうと、各桁で同じ数字がある場合、その数は「間違い」といえます。

AさんとCさんの考えた数字は、一の位の「9」が同じなので、正解はBさんの「7」。一の位は「7」です。

十の位も「1」が2つあるので、残ったCさんの「9」が正解。

百の位は3人ともバラバラですが、Aさんだけ当たっていないので、Aさんの「3」が正解。

よって、パスワードは「397」です。

Q 問題65

　次の論法は正しそうに見えますが、少なくとも結論は間違っています。①〜⑦のどこで間違ったのでしょうか？

① 1＝1である

② いま、$25 - 40 + 16 = 1 = 16 - 40 + 25$

③ ②の左辺について、
$$左辺 = 25 - 40 + 16 = 5^2 - 2 \times 5 \times 4 + 4^2$$
$$= (5 - 4)^2$$

④ 同じく②の右辺について、
$$右辺 = 16 - 40 + 25 = 4^2 - 2 \times 4 \times 5 + 5^2$$
$$= (4 - 5)^2$$

⑤ よって、③と④より、$(5 - 4)^2 = (4 - 5)^2$

⑥ このことから、$(5 - 4) = (4 - 5)$

⑦ 計算すると、$1 = -1$

　　　よって、$1 = -1$ である……？

ヒント

「ん？」と思う部分を探しましょう。

Ⓐ 問題65 答え　⑥で間違った

　「AならばBである」→「BならばCである」→「よって、AならばCである」という論法を「三段論法」といいます。

　仮定（出発）が正しく、途中の論理展開が正しければ、正しい結論が最後に得られるはずですが、「風が吹けば桶屋が儲かる」のように、仮定から結論までが長くなると、その間のどこかで間違いやすいものです。

　問題を見ると⑤までは正しく、たしかに $(5-4)^2 = (4-5)^2$ ですが、そこから⑥で $(5-4) = (4-5)$ としたのが間違いです。これでは $(1 = -1)$ ということになってしまいます。

　人の話も同じで、どこかで不自然な箇所があると、そこは論理展開として間違っている可能性がありますから、要注意です。

Q 問題66

A社では「創立30周年を祝う会」を開くことになり、どこで開催するかで話し合いをもちました。「日本のへそで集まろう」とか「浜松あたりが真ん中じゃないか?」「東京に近い熱海が安上がりでは?」などいろいろな意見が出ましたが、最終的に「社員の移動コスト(交通費)のいちばん安い場所」で開くことにしました。

現在、A社の社員数は、

東京本社:　　　55人
大阪支社:　　　20人
名古屋支社:　　10人
博多支社:　　　10人
札幌支社:　　　 5人

の計100人です。東京〜名古屋が②、名古屋〜大阪が①、大阪〜博多が③、東京〜札幌が④という距離の比率だとして、この距離に応じて交通費が決まるとき、どこで集まるのがいちばん交通費を安くあげることができるでしょうか?

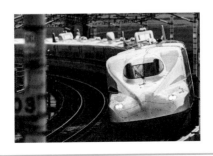

A社の人数構成を見ると、東京が過半数を占めているので、東京の社員を移動させないことが交通費をいちばん安価にします。東京が過半数を超えている段階で、計算は不要です。

なお、「日本の中心（日本のへそ）はどこか？」というと、1923（大正12）年に、「東経135°、北緯35°には、日本の中心にあたる交差点がある」ということで、兵庫県の西脇市に「経緯度交差点標柱」が建立されています。

これに対し、群馬県の渋川市は、北海道の宗谷岬（日本の北端）と鹿児島佐田岬（南端）を結んだ直線の真中だということで、「日本のへそ」を主張しています。これらは「地理的なへそ」を見たものです。

もう1つ、「人口重心」という考えで「日本のへそ」を見ることもできます。2015年の「国勢調査」統計をもとにしたデータによれば、岐阜県関市となります。しかし、2010（平成22）年の統計と比べると、「南東に1.6km移動した（東京に引っ張られた）」とされています。

Q 問題67

　正直村、ウソつき村、ふつう村の人が1人ずつ3人います。正直村の人は常に本当のことをいいます。ウソつき村の人は、いつもウソばかりつきます。ふつう村の人は、ときには本当のことを話し、またあるときにはウソをつきます。

　次の3人の話から、正直村、ウソつき村、ふつう村の人は、それぞれX、Y、Zのどれでしょうか？

　X：私は正直村の者ではありませんよ
　Y：私はウソつき村の者ではありませんよ
　Z：私はふつう村の人ではありませんよ

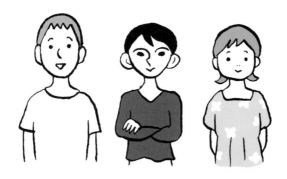

 ヒント

　Yの発言が少々やっかいです。

Ⓐ 問題67　答え

正直村の人:Z

ウソつき村の人:Y

ふつう村の人:X

　少し、アタマが混乱したかもしれませんが、ゆっくりと考えれば道は開けてきます。

　まず、Xは「正直村の者ではない」といっています。もし、正直村の人であれば「正直村の者ではない」とはいわないので、Xは正直村の人ではありません。また、ウソつき村の人であれば、「正直村の者ではない」というと正直村の人の答えになってしまうので、これも違います。よって、ふつう村の人間ということになります。

　Yの発言は少々やっかいです。なぜなら、「ウソつき村の者ではない」というのは、正直村の者も同じことをいうはずですし、ウソつき村の人もいうはずだからです。これだけでは、どの村の人かは決まりません。

　最後のZが「ふつう村の人ではない」というのは、正直村の人であれば正しいのですが、ウソつき村の人がいえば本当のこととなってしまい、そうはいえません。ですから、Zは「正直村の人」となります。こうして、残ったYがウソつき村の人となります。

Q 問題68

　3人のお客が温泉旅館に泊まったものの、楽しみにしていた卓球台が修理に出されていて、使えませんでした。

　翌日、カウンターで宿泊料金1人1万円ずつを出したところ、女将さんが仲居さんに、「おわびに全部で5000円、返してあげなさい」といいました。仲居さんは「3人で5000円は割り切れない」と思い、1人1000円を返し、2000円を懐に入れました。

　3人の支払ったお金は2万7000円、仲居さんが懐にしまったのが2000円ですから、全部で2万9000円です。1000円足りません。どこに消えたのでしょうか？

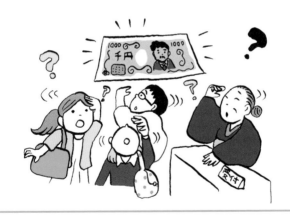

ヒント

　図を描いて考えてみましょう。よくある問題ですが、そのたびに「どうなってるんだ？」と不思議に思います。

1000円足りない？　そんなことはありません。

女将は2万5000円を受け取り、3人は計3000円を受け取り、仲居は2000円を懐にしまった——よって、3万円ちょうどです。

あるいは、3人の支払ったのは2万7000円。そのうち2000円は仲居に、残り2万5000円は女将に……と考えても合致します。

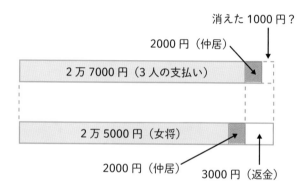

消えた1000円？

2000円（仲居）

2万7000円（3人の支払い）

2万5000円（女将）

2000円（仲居）

3000円（返金）

本来、「支払総額の2万7000円から、仲居の懐に入った2000円を差し引いた2万5000円が女将に」というのが筋なのに、逆に2万7000円に2000円を足したことで、話が不思議な方向へ進んだにすぎません。1000円はどこにも消えていないのです。

第 8 章

「奇問」「難問」に挑戦！
分解してシンプルに考える

常識と非常識の間を読み解く

　世の中には、「常識的なことが正しい」「非常識なのは間違い」と考える傾向がありますが、そんな世の中はちっともおもしろくありません。そもそも、現実は、もっと非常識にできているのですから。たとえば、「地球は1年（365日）で、太陽の周りを回っている」と理科の時間に習いました。これは確かです（うるう年はここでは除外）。そこで問題。「地球は1年に何回転していますか？」と聞かれたら、あなたはどう答えますか？

　常識的には365回転と答えがちですが、ホントは非常識な答えになるのです。

　トイレットペーパーの束を5つ、ひもでくるんでまとめたとき、その「ひもの長さを計算して」といわれたら？　う〜ん、聞くだけで難しそうな問題（というより、計算が複雑そう）ですが、実は簡単……。どう考えると、簡単になるのでしょうか？

　ここでは、常識だと思っていたことが、実は間違っていて、「非常識」な答えがそこに待っている……というものをクイズ形式にしてみました。

　一見すると「奇問・難問」であっても、あなたのアタマを刷新する問題なのです。

Q 問題69

10円玉が2つあり、上の10円玉が下の10円玉の円周上を滑ることなくその周囲を回っていき、上の10円玉が元の位置に戻ったとき、上の10円玉は何回転していますか？

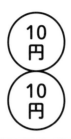

Q 問題70

直径1の円（小円）が直径2（大円）の円周上を滑ることなく回転すると、小円が元の位置に戻ったとき、何回転していますか？

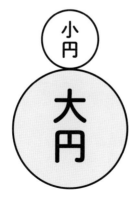

　「上と下の10円玉の円周の長さは同じ。だから1回転……」と誰もが思うところですが、実は2回転です。「1回転」と考えた人は、下のように10円玉の円周を直線状に伸ばし、「その上を10円玉が何回転するか」と考えたわけですね。

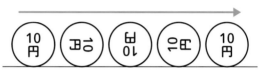

10円玉の1周の長さを1本の線に直し、
その上を転がすと、10円玉は1回転する

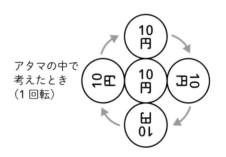

アタマの中で
考えたとき
（1回転）

　たしかに、直線上を回転すれば「1回転」です。そうすると、上の10円玉を下の10円玉の周りで回転させても1回転と考えてしまいます。

　けれども、10円玉は直線上ではなく、「丸い円周上を回転している」——ここがポイントです。

　そこで、論より証拠。実際にやってみるとどうなるでしょうか。できるだけ滑らないように、注意してやってみてください。する

と、「まさか、まさか」と思う事態が目の前に展開するはずです。
次のように、2回転するのです。

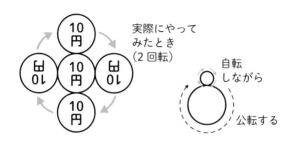

　この理由は、上の10円玉が1回だけ「自転」して元の位置に戻っている間に、上の10円玉が公転(1回)もしていて、結果として、

　1回転(自転) + 1回転(公転) = 2回転

となるためです。自分の目と手で確かめてみてください。
　なお、私立中学の入試では、これを前提とした問題が出題されることもあります。

Ⓐ 問題70　答え　3回転

　問題②は、問題①を理解できれば、同様に解ける問題です。
直径1の小円が、直径2の大円の周りを滑らずに回転しながら元の位置に戻ってくるとき、この小円は何回転しているかというわけなので、①と同様に考えると、

　2回転(自転) + 1回転(公転) = 3回転

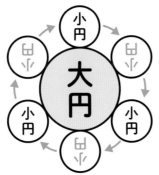

わかりやすくするため、下向きには色をつけた。120°ごとに1回転するので、合計3回転する。

　よって、「3回転」が答えです。同様に、比率が「小円1：大円5」のときには、小円が滑らないで大円の円周上を回転して元の位置に戻ってくれば、小円は、

　　　5回転（自転）＋1回転（公転）＝6回転

していることになります。

　これをさらに発展させて考えてみましょう。地球は太陽の周りを1年（365日）で回って、元の位置に戻ってきます。すると、

　　　365回転（自転）＋1回転（公転）＝366回転

となります。地球に住む私たちは「365回、朝と夜を迎えるのだから365回転だ」と信じていますが、宇宙から太陽と地球を眺めていると、実は366回転しているのです。

Q 問題71

月は約28日かけて地球を1周しています（公転）。そのとき、月は何回、自転をしているのでしょうか？

ヒント

「月は地球に対し、常に同じ面しか見せない」ことに注意しましょう。

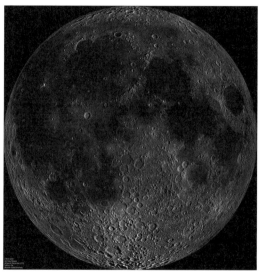

写真：NASA/GSFC/アリゾナ州立大学

　もし、月が自転していないとすると、月は地球に対し、左図のように回るはずです。すると、月の表も裏も、すべて見えるはずです。

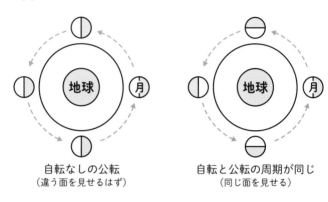

自転なしの公転
（違う面を見せるはず）

自転と公転の周期が同じ
（同じ面を見せる）

　ところが現実には、月は片面しか見せてくれません。つまり、右図のようになっているはずです。こうなるためには、月自身が1回転（自転）している必要があります。

　実は、月は24時間で自転しながら地球を回っているため、地球からは「0回転」に見えてしまうのです。本当に自転が0回転なら、月の裏側だって難なく見られるはずです。

　月が公転方向と同じ方向に自転するとき、地球から見ると1回転だけ減るのです。けれども宇宙から見れば、月は立派に自転を1回転だけしています。

Q 問題72

　大きな車輪 a（半径3m）と小さな車輪 b（半径1m）とがくっついた車輪があります。

　円 a が滑ることなく、ちょうど6回転してA地点からB地点に達したとき、その間に円 b は何回転しますか？

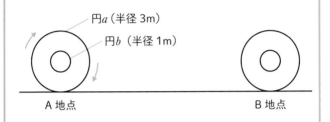

円 a（半径3m）

円 b（半径1m）

A地点　　　　　　　　　　　　　　B地点

ヒント

「18回転」ではありませんよ。

　半径が $\dfrac{1}{3}$ だから、回転数は3倍。よって、6×3＝18回転……は間違いです。2つの回転数は等しく、6回転です。

　外側の大円aが滑ることなくA地点からB地点まで転がった距離に対し、内側の小円bも同じ距離を動くので、本来であれば大きな車輪aの3倍の回転数となるはずです。

　ところが、2つの車輪は接続されているため、小さな車輪は滑って回転しているのです。

Q 問題73

　次のような半径10cmの円筒が5つ、ひもでひとくくりに
されています。このひもの長さを考えてください。なお、円
周率 π は3.14として計算してください。

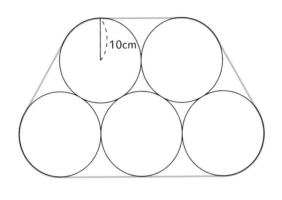

ヒント

　「うぉっ！　難しい」という直感は外れです。シンプルに分解し
て考えれば、おそろしいほど簡単に解けます。

　いきなり5つの円筒を考えると、カーブしている箇所がどうなっているのかはっきりせず、難しそう。そこで、段階を追って見ていくことにしましょう。

　1段階目。いちばんシンプルな2つの円筒で考えてみます。

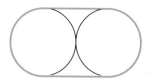

　このカーブを見ているだけでは判然としませんが、下のようにカーブのところだけ見ると、「2つの円で円周を分割している」ことに気づきます。あとは直線です。

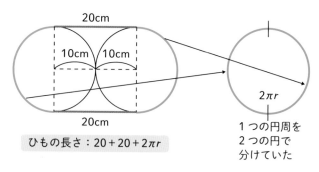

ひもの長さ：20＋20＋2πr

ということで、

　　曲線部分 ＝ 2πr ＝ 2π × 10 ＝ 20 × 3.14 ＝ 62.8（cm）

　　直線部分 ＝ 20 × 2本 ＝ 40（cm）

よって、62.8 + 40 = 102.8 (cm)

2段階目。今度は、3個の円筒をひもでくくってみます。今度も
カーブの部分だけブルーにすると、これも「3つの円で1つの円周
を分割している」と気づくので、

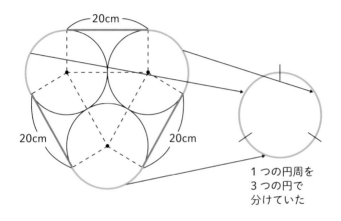

１つの円周を
３つの円で
分けていた

曲線部分 = $2\pi r$ = 2 × 3.14 × 10 = 62.8 (cm)

直線部分 = 20 × 3本 = 60 (cm)

よって、62.8 + 60 = 122.8 (cm)

3段階目。次は4つの円で考えてみます。やはり、4つの円の
カーブの部分を足すと、1つの円（円周）になります。

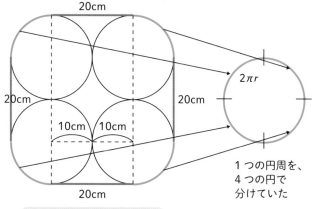

ひもの長さ：$20 \times 4 + 2\pi r$

$$曲線部分 = 2\pi r \times \frac{1}{4} \times 4 = 2\pi r = 62.8 \, (\text{cm})$$
$$直線部分 = 20 \times 4本 = 80 \, (\text{cm})$$
$$よって、62.8 + 80 = 142.8 \, (\text{cm})$$

4段階目。いよいよ問題の、5つの円をひもでくくった場合です。これもカーブのところは、5つの円で1つの円周を分割していて、あとは直線です。

$$曲線部分 = 2\pi r = 2 \times 3.14 \times 10 = 62.8 \, (\text{cm})$$
$$直線部分 = 20 \times 5本 = 100 \, (\text{cm})$$
$$よって、62.8 + 100 = 162.8 \, (\text{cm})$$

こうして円が2つの場合、3つの場合、4つの場合、5つの場合と見てくると、円が1つ増えるごとに、1つの円の直径分だけ増えることがわかります。

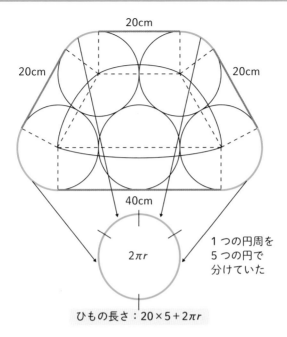

20cm

20cm   20cm

40cm

$2\pi r$

1つの円周を
5つの円で
分けていた

ひもの長さ：$20 \times 5 + 2\pi r$

　ところで、少し脱線してみます。5つの円筒をひもでくくる場合、問題に出されていた場合以外に、次図のようなくくり方になることもあるはずです。この場合、ひもの長さはどう変わってくるでしょうか？

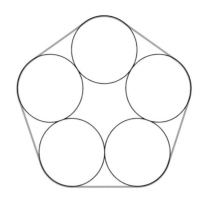

　この場合も、次ページの図のように曲線部分と直線部分とに分割し、曲線部分を塗り分けると、5つの曲線部分が1つの円周に相当することに気づくので、これまでと同様、

　　曲線部分 = $2\pi r = 2 \times 3.14 \times 10 = 62.8$（cm）
　　直線部分 = （10×2）$\times 5 = 100$（cm）
　　よって、$62.8 + 100 = 162.8$（cm）

　つまり、中の円筒の形が崩れていたりしても、くくったひもの長さは変わらないことがわかりました。そして、円筒が2つから3つ、3つから4つ、4つから5つ……と1つずつ増えるにつれ、ひもの長さは20cm（1つの円の直径）だけ増えていきます。

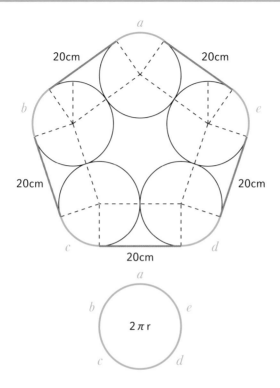

つまり、円筒の数を a 個、円の半径を r とすると、

$$2\pi r + 2r \times a = 2r(\pi + a)$$

となることがわかりました。はじめは「難解！」と感じた問題でし
たが、案外、すんなりといきました。

　「脳トレ」を老化防止に役立てている人も多いと思います。実際、90歳になっても元気で頭脳明晰な人もいます。その点、葛飾北斎（1760〜1849年）は特筆すべき人でしょう。

　北斎は江戸末期の浮世絵師で、90歳近くまで生き、『富嶽三十六景』の風景画、『北斎漫画』の人体模写をはじめ、幽霊まで描き、およそこの世の森羅万象を相手にしていました。生涯で3万点以上の作品を描き、死ぬまでさまざまな画法（遠近法、人の骨格など）を探求し続けたのです。

　そんな北斎が臨終を前に発したのが、次の言葉です。

　「天が私の命をあと10年伸ばしてくれたら……。いや、せめてあと5年保ってくれたなら、私は本当の絵描きになることができるだろうに」と。

　北斎の脳を活性化させていたのは絵ですが、私たちにも北斎の絵に負けず劣らず、脳の活性化に役立つ道具があります。それが脳トレとしての数学クイズ、パズルです。

　脳トレは、あなたのこりかたまった発想を転換させてくれたり、デフォルメするおもしろさ、痛快さを味わえたり、論理的に考える力を養ったり、思い込みに気づかせてくれるなど、さまざまな側面からあなたの脳を刺激し続けてくれます。

　しかも、楽しい！　ここで1つ提案をします。脳トレ問題を解くのもいいのですが、自分でも本書などの問題をまねて、脳トレ問題をつくってみてほしいのです。そうすれば、あな

たの脳トレ効果はさらに上がるはずです。

　かたくなった脳をま〜るくさせ、楽しい人生を送るために
も、ぜひ、「脳トレ」に挑戦し続けてください。

2021年1月　本丸 諒

《 参 考 文 献 》

M.ガードナー /著『ガードナー傑作選集』(森北出版、2009年)

アレックス・ベロス/著『この数学パズル解けますか?』(SBクリエイティブ、2018年)

ジュリアン・ハヴィル/著『世界でもっとも奇妙な数学パズル』(青土社、2009年)

マーセル・ダネージ/著『世界でもっとも美しい10の数学パズル』(青土社、2006年)

デビッド・ウェルズ/著『数と図形のパズル百科』(丸善出版、2017年)

上野富美夫/著『数学パズル事典』(東京堂出版、2000年)

中村義作/著『数学パズル20の解法』(講談社、1991年)

中村義作、阿邊恵一/著『間違いさがしパズル傑作選』(講談社、2016年)

仲田紀夫/著『算数パズル「出しっこ問題」傑作選』(講談社、2013年)

大森清美/著『魔方陣の世界』(日本評論社、2013年)

本丸 諒、岡部恒治/著『脳トレ! 算数』(アーク出版、2014年)

岡部恒治/著『通勤数学1日1題』(三笠書房、2015年)

杉原厚吉/著『新 錯視図鑑』(誠文堂新光社、2018年)

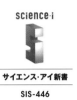

science·i

サイエンス・アイ新書

SIS-446

https://sciencei.sbcr.jp/

数学ですごい「脳トレ」
今日から直感力、論理力、思考力が鍛えられる！

2021年2月25日　初版第1刷発行

著　者	本丸 諒
発行者	小川 淳
発行所	SBクリエイティブ株式会社
	〒106-0032　東京都港区六本木2-4-5
	電話：03-5549-1201（営業部）
装　丁	渡辺 縁
組　版	クニメディア株式会社
印刷・製本	株式会社シナノ パブリッシング プレス

本書をお読みになったご意見・ご感想を
下記URL、右記QRコードよりお寄せください。
https://isbn2.sbcr.jp/01720/

SB Creative